我睡不著的那一年

The Shapeless Unease: A Year of Not Sleeping

Samantha Harvey 薩曼莎・哈維——著

李伊婷——譯

INFORTRESS

目錄

推薦序　一場書寫失眠的行為藝術　鄧九雲　7
推薦序　我活在每一個長夜漫漫　李豪　13
一、睡不著的前言對談　21
二、午夜：維持睡意的貪婪，變成恐懼　25
三、長眠的保羅表哥 I　31
四、失眠症諮商案例分析報告書　35
五、長眠的保羅表哥 II　43
六、對睡眠週期的信仰　49

七、失眠作家的小說開頭從何而來 55
八、凌晨一點：「夜間寬恕」的時候到了 59
九、長眠的保羅表哥III 65
十、不睡覺時，世界變得極度不安全 69
十一、失眠的諮商門診I——心理治療、諮商，與更年期 75
十二、失眠聯想——曾經的那隻狗，與爸爸 87
十三、失眠前的夢境 97
十四、凌晨三點：我的人生存在於此 99
十五、母親的歌——〈你心中的風車〉 105
十六、無眠時的寫作創意發想 107
十七、清醒夢的威爾斯遊記 125
十八、失眠小說——《愛的繁衍》I 131

十九、每個夜晚都是一場戰役 137
二十、迫切的失眠提問 139
二十一、人生最後一日的遐想 143
二十二、凌晨四點：失眠是恐懼還是焦慮？ 147
二十三、對於失眠的焦慮，我想從科學／宗教中找到解釋？ 155
二十四、游泳，作為逃離失眠的手段 173
二十五、失眠的諮商門診II 181
二十六、失眠小說——《愛的繁衍》II 187
二十七、凌晨五點：不，一切都不對 199
二十八、寫作就是做夢 203
二十九、請保持睡眠衛生 209
三十、是否是十五年前的恐懼、威脅感、攻擊預感，讓失眠浮出水面？ 213

三十一、長眠的保羅表哥IV 217
三十二、無眠思索I——愛、悲傷、生命，與死亡 221
三十三、試試看薰衣草，保持積極正面，然後專注 229
三十四、睡不著的夜裡，我拼圖 233
三十五、無眠思索II——「大英」這個國家有多「大」？ 237
三十六、我對一切感到生氣，而這讓我了解恐懼 241
三十七、凌晨六點：夜晚是另一個星球 245
三十八、失眠小說——《愛的繁衍》III 249
三十九、清晨七點半：彷彿穿著昨日出門 261
四十、治療失眠：將思考淹沒，一切都會過去 265
終章：巨浪的夢 269

推薦序

一場書寫失眠的行為藝術

作家、演員　鄧九雲

我也曾失眠過。

差不多持續了一年。我想失眠該是有時間定義的，必須持續發生到足以干擾一個人的日常活動，一天睡少於五小時，以及躺在床上超過多久睡不著。否則，頂多只是「睡不好」而已。

在開始失眠前，有三年的時間，我睡不好。某種情緒，從太陽下山，路燈亮起時蠢蠢欲動，到午夜爆發成眼淚。往往在哭濕半個枕頭後，我會累到睡著。睡得很淺，多夢，天亮沒多久就會醒來。睜開失去雙眼皮浮腫且充滿眼屎的雙眼，迎接新一天的戰役。

還沒親臨戰場，不知道真正的睡眠戰爭根本還沒來。如同本書作者薩曼莎・哈維失眠後，對於自己曾在小說裡寫過一句「那天晚上我睡得很爛」，產生一種創作者的自我羞愧。她赫然發現自己對很爛的睡眠根本一無所知，只用了一個「爛」字，幾乎是在羞辱失眠者所經歷的痛苦。就像對一個憂鬱症患者說，不要想太多，要開心點一樣討人厭。她成了一個騙子，瓢竊了不了解的陌生人之經驗。失眠經驗讓她明白：「我們閱讀別人的文字，從中找到與之相關的東西，在共同的經驗中得到慰藉。然而字的背後並沒有任何經驗，字可以是任何物體都無法投射的一道陰影。」如同失眠者每夜躺在床上，告訴自己馬上就可以睡著了，身為書寫者的哈維，將再也不能自欺欺人了。

「妳需要相信自己可以再次入睡。」

「什麼時候睡覺變成一種信仰？」

失眠的那一年，我在英國。也就是哈維所在的國家。英國多雨陰暗的天氣，的確容易引發憂鬱。我住在地鐵中央線東邊的倒數第二站，每天學習表演。出國讀書是我從小的夢想，當我抵達了夢想的邊界，卻開始失眠。原因很簡單，表演、夢想和出國唸書這三件事，在我與家人和伴侶之間失衡地拉扯著，也是過去三年讓我睡不好的主要原因。雖然最終還是抵達了倫敦，卻開始懷疑「夢想」會不會也只是一道無法投射的陰影。我很擔心，付出極大代價拿到學位後，真的就能好好表演了嗎？

那「擔心」，吃乾了眼淚，變型為更巨大的「焦慮」。焦慮讓我越來越難入睡，想著每天八點到六點的密集訓練課程，不睡不行。睡不夠就無法好好上課，在親手毀滅自己的夢想。沒有精神我不會進步，快點睡著。我真是一無是處。快點睡著。我會失敗。快睡著！這樣的話語每夜重複撞擊我的腦袋，但越害怕就越清醒。我開始生氣，變得更清醒。最後，每天太陽下山，路燈亮起時，睡不著的「恐懼」就開始醒來了。

那時的我，只知道演戲。每夜睜著眼睛聞著薰衣草精油，腦袋隨便要浮現什麼都不是我能控制的。睡眠不足時，就像哈維比喻的「彷彿穿著昨日出門」。她在失眠的這一年，找不到任何解藥，卻身體力行了一場創意書寫的行為藝術。哈維使用不同人稱視角，時而記錄凌晨世界與諮商師的對話，時而梳理回憶與提問辯證。她寫信給獨自在家中死去的表哥，用寓言口吻點出生命如同一場沒有規則與目標的遊戲，而且「會一直有正在用錯誤方式玩的感覺」。你不玩，就會死。但你玩完了，還是會死。OK？

她用第三人稱開始回溯童年，離異的父母，與那隻被遺棄病死的狗。她和狗躺在滿是跳蚤的地毯上，睡著了。不知寫到這裡時，她是否能燃起一絲哀傷的睡意。無法入眠的人，用寫作來作夢，「寫作就是潛意識本身，它利用意識。」可惜不是每個失眠的人，都會寫作。也就是說，不是每個人，都有「做夢」的能力。

我大概從國小開始，睡前會編織故事才能入睡。女主角是我，男主角是我暗戀的同學，所以有被換角的可能。我常想了一場戲的開頭，然後就睡著了。期待能在夢中接續自己的故事，卻很少成功。隔天晚上我會接著昨天的劇情繼續編下去。哈維本來就是說故事的人，所以這趟無眠創作自然夾雜了一個「故事」。講述一個搶了提款機的男人，把婚戒掉在案發現場。這故事清楚示範如何把作者經驗轉化為小說元素的書寫過程。而我最在乎的卻是，這男人，是否因極度不安與恐懼，也失眠了呢？故事看似沒有完成，但書寫進入了尾聲。

哈維在最後留了一個夢給我們。能否擺脫失眠症，誰都不敢說。怕一說，又睡不著了。我後來是用跑步與高強度重訓，慢慢脫離了失眠症。失眠無法免疫，卻像病毒一樣只能與之共存。哈維最終給出了另一個信念，「沒有什麼事是恆常不變的。一切都會過去。當你受夠了它，它會失去立足點並且消逝，你將每晚入睡，不記得自己曾經覺得這是如何不可能。」這聽起來像後話，但對經歷過的人來說卻無比誠懇。薩曼莎哈維徹底完成了一個書寫的行為藝術。闔上書本，一場沈浸式的失眠體驗，迎接曙光。

推薦序

我活在每一個長夜漫漫

作家　李豪

不知道有過多少個相似的時刻，靠在頂樓圍牆邊，居高臨下看整座城市沉睡的樣子，夜色將我隱去，彷彿我是這黑暗的一部分，沒有人會注意到我，我也沒有人能夠注視，不只是空間上的寂靜，連聲音也是，一切彷彿都在這個時刻凝結，除了辛勤的交通號誌，還在為沒有人通行的路口變換燈號。

雖然紅燈綠燈在此刻看似毫無作用，倒卻提醒了我時間是流動的，意義就發生在這個它不知道的小角落裡。其實我也不是失眠，不想入睡的成分居多，那種倔，彷彿在抵抗著心裡似乎還有個缺沒被滿足，如果現在就寢，那一天就真的過完了，而我又浪費了。

理性上都明白再耗下去也不會有結果，不如早睡早起，好好規劃善用自己的時間，但在我的歷史裡卻還是一再重蹈覆轍，若是痛苦的根源沒有止息，再多正向的念頭都只是一閃而過的流星，也許我始終沒有想通的，自己為什麼又過了這一天，而明天又有什麼值得過的？

為什麼失眠總是悲傷的呢？深藏記憶中的零光片羽從腦前葉滲出，無論是快樂的故事或者是痛苦的橋段，總會像套了濾鏡，在輾轉難眠的這個當下成為難以忍受的噪音。

或許快樂的失眠只能被稱作熬夜，無法入眠者，陪伴他的不是無窮的精力，倒像是一處無底的深淵，就是沒有理由地墜落，渴望一張床，甚至一個人能夠將他安安穩穩地接住。《我睡不著的那一年》作者薩曼莎．哈維原本也是個安放於夢的人，但隨著難以成眠的日子到來，那些藏在記憶深處，故事的細微末節又被重新省思了一遍，在她富饒詩意的筆法下，這些因為大腦皮層疲勞堆積而顯得紊亂跳躍的念頭，卻宛如現實與夢囈交織，譜出令人眼睛為之一亮的哲思靈光。

我特別喜愛第二十五章：失眠的諮商門診，節錄其中的一段：

很久以前，當我還是個哲學系學生時，我聽過一個隱喻：一個女演員在劇場的舞台上，她看到翅膀上有火。她告訴觀眾那裡著火了，他們必須趕快出去。觀眾以為這是戲劇的一部分，無視她的指示。她愈是激動和急迫，觀眾愈是因她熱情和出色的演出而感到欣喜。身為一個女演員，她無法做任何事來讓自己超出角色說話，每次嘗試都只是讓這個角色更加堅固。

我想這個隱喻是女性主義課程的一部分，但它那更廣泛的共鳴從未離開過我。它與生活息息相關。此時此刻，在醫生的眼中，我只是神經質和自我迷戀。作為一個人，我為了被聽到而做得愈多，愈是強化我神經質和自我迷戀的角色。她愈不聽我說，我愈是向她訴說或展現我承受的痛苦。我對她訴說或展現愈多所承受的痛苦，她愈是認為我是神經質和自我迷戀的。每一次，我的角色都在強化，使我的角色凌駕於我這個人之上。在她眼中我變得愈來愈不像個人，我是一種類型。

這種奇異的臆想，也真的只有一直在清醒與幻夢交界處徘徊的人才能夠編織，一方面理性不斷地要自己邏輯地檢視內在，一方向感性又無法甩去潛意識裡某部分自卑的情結。我也曾有很長一段時間，無法輕易地將自己投身於夢湖中，總是習慣在漆黑的房間點亮檯燈，然後拿起手機寫下一直在我腦中無數迴圈的思緒，反覆難眠的我總是胡言亂語，但翌日清醒後，卻也無法精確地重組它的意涵。也許我是日日夜夜用著不同的形式毀滅自我，從夢裡甦醒後，彷彿只是從無數個接點中隨機選擇了一種。

所以睡不著的人就書寫吧，因為當下的情感、當下的意識都無法再製，所有重要的當下，一旦成為過去就是死了，而無關乎現在、未來。無法肯定地說，翌日醒來將重獲新生，也許唯一不變的每當一夜將歿，每一天的我們也都跟著逝去。

薩曼莎・哈維在這個睡不著的一年，肯定也不為了什麼功利目的而寫，但這樣的文字卻在虛無縹緲的意識中更顯得赤裸而真實，她寫道從前遭遇街友無端的生命威脅，寫道在相似的年歲卻永遠留在昨日的親屬，寫道海嘯當前與母親挺身而立的夢境，或許愈貼緊夢的邊緣就越接近冰山下的全貌，這些書寫說不定就像那個深夜路口的交通號誌，總會在某個不為人知的小角落產生了意義。

致那些晚上醒著的人。
以及那些被我吵醒的人；我很抱歉。

我們曾經有過，但它終究會收場，
自始至終都在與一場獨特的努力相融相伴
要催開那朵存在於此的百萬花瓣花朵。

——菲利普．拉金

一、睡不著的前言對談

朋友：妳在寫什麼？

我：還不確定，就一些文章，也不完全是文章，應該說根本談不上是文章，反正就一些東西。

朋友：關於什麼？

我：不是很確定，就這些那些，主要是關於不睡覺，但死亡老是不知不覺地冒出來。

朋友：我最怕這種。

我：怕什麼？

朋友：怕這種對死亡的病態迷戀。

我：我們都終將一——

朋友：但我們還沒。

我：我們就是會的，每一天都有可能。

朋友：我們每一天都活著。

我：在生活中，我們處於——

朋友：嘖。

我：在生活中，我們——

朋友：妳為什麼不乾脆寫另一本小說？

我：我表哥死了，獨自一人死在他的公寓裡，他們認為在發現他時，他已經死去兩天了，他年紀並不大。

朋友：噢。

我：不是——我只是——我們甚至不算親近。

朋友：真是不幸。

我：我一直想著在地底棺材裡的他。

朋友：但是，最好不要去想。

我：當我在想的時候，巨大的悲傷在我心中湧現，純粹的悲傷，彷彿我將要失去所有的人，彷彿他的死是通向所有死亡之門。是什麼阻止了寄生蜂和肉食性甲蟲吃掉我母親的眼睛？我是個孩子，被她哄著入睡、和她一起吃沙丁魚夾吐司、和她一起讀羅德・達爾[1]的書、和她一起走路去上學、得蕁麻疹時她幫我擦身體，而現在，我想像著她的腸道細菌正吞噬她的器官，並且正在腐爛，我喘不過氣來，因為我感到悲傷。

我表哥的死引來所有的死亡。

我無法忍受這即將到來的悲傷。

朋友：（已走掉。）

1　譯註：Roald Dahl：是英國傑出兒童文學作家、劇作家、短篇小說作家，早年曾任英國皇家空軍飛行員和駐外情報官。

二、午夜

維持睡意的貪婪，變成恐懼

午夜：

上床躺下，頭靠在枕頭上。

下了床，迷信般地抓起散落在地上的衣服，隨便折成一堆，然後將它們收到一邊去——這是為了避免夜晚失眠的無數例行日常之一。這無數個例行日常其中一項硬是被視為迷信，在這樣的迷信中，此迷信行為只會縮減睡眠的可能性——但最終還是不容忽視，是必要之物。進入睡眠狀態老早就不再是自然行為的範疇，而是進入黑魔法領域了。

回到床上，閱讀威廉．崔佛的短篇小說集，很快就會有睡意，像是從角落傳來的召喚，我的頭頂一陣尖銳的刺痛，像是有根針在縫著頭皮。燈關了，房間基本上是暗的，天曉得是從哪裡發出奇怪的吱吱聲。

心開始怦怦怦地跳，充滿了空氣的胸腔震動著，呼吸、呼吸，隨著燈光熄滅，他們來了，全部都來了，天使與魔鬼，都在這兒了。

在中世紀**垂死的藝術**[2]，垂死之人身邊擠滿了天使與魔鬼，每一個都在爭奪他的靈魂，魔鬼試圖使他陷入絕望——某個長得像猴子的東西，頭上長著角，肚皮上有張人臉，手握一把匕首；某個長得像狗的，頭上是單一鹿角，乖戾的齜牙咧嘴笑，伸出引誘的手指；頭上長著公羊角的惡魔轉頭看著他；像羊男的，有個鷹勾鼻，舔著嘴唇。來吧，跟我們一起死吧，他們說。摒棄你的信仰，跟我們走吧。

然後是同一個人的圖，羊男跌落在床邊，害怕鑽進床底下另個惡魔的一隻腳。兩個天使站在他的枕邊，其中一個手握通往天堂的鑰匙。在他們後方，耶穌被釘在十字架上，他的頭往後垂倒在十字架的橫柱上，床頭板上放著救贖彼得的公雞，在彼得不認耶穌後，公雞啼叫將他喚醒，並使他悔改。跟我們走吧，公雞、天使們，耶穌這麼說——這是你的復活，跟我們一起來到天國吧。

我閉上眼睛，試圖維持住那股睡意，睡意的呼喚依然在心跳的切分音之後。心如一塊堅硬的肉塊，流淌恐懼。五十分鐘過去了，幾乎一點了。通常如果會睡

2 譯註：原文為拉丁語 Ars Moriendi，寓言中的圖像描繪了天使與魔鬼之間關於死者命運的爭奪。

著的話，現在就應該睡著了，如果到現在還沒睡著，很有可能就不會睡了。焦急不安，是恐慌的第一個感知，像是聽到遠處平原上的暴風雨，只是模糊隱約的雷聲。還有時間入睡，風暴或許尚未來到。

天使拿著鑰匙徘徊著；拿吧，他說，它將帶你到那裡。我伸出手，而魔鬼介入了——因為對睡眠的渴望同時也是對睡眠的拒絕；你想要的愈多，得到的就愈少。**貪婪**這個字自黑暗中竊竊私語。**你太渴望睡眠了**。耶穌往後垂倒，死去，對著天花板張大了嘴，然後低聲說出**來吧**這個字，我不知道是從哪個方位傳來的。是天使還是魔鬼？我不知道。

要有信念，我聽到了。要有希望。

失去信念，我聽到了。放棄希望。

心怦怦怦地跳，頭皮緊繃。現在我的小房間滿了。我的心大聲地怦怦響。空氣在翻攪。鳥身女妖的翅膀拍動，伸出爪子，雙頰因飢餓而凹陷。天使悄悄地走向我枕邊。

側身躺著，托著頭。睡意已消失不見，就像你關掉老舊電視螢幕時的畫面一樣；消逝成一個小點，然後是一片空白和一片黑；呵欠擴散成一夜無眠。

三、長眠的保羅表哥 I

教堂裡，我的表哥就在我們旁邊那個密封的盒子裡，他的皮膚被擦得蒼白，眼睛和嘴唇被緊閉黏合。他那曾經充滿血液流動的動脈現在因流滿防腐液而停滯，那些看不見的孔洞都塞住了。因為驗屍的關係，他的身體有縫線，用手鋸切開頭顱再重新縫合，取出器官再大致地放回去——心臟有些偏左，肺有點不對稱（很難將它們放回原位），舌頭和氣管不在了。頭髮洗了也梳好了。襯衫全扣上了。

他的胸口上，是麥可·帕林的《點對點》和《喜馬拉雅山》[3]。

在我右側，我姑姑閉著嘴巴靜靜悲泣，就像如果有人坐在你的胸口，你會不由自主發出來的悶聲。

我的表哥，在他短暫的人生中走了很長的一段路，他去過很多地方，通常是一個人旅行。他喜歡拜倫灣，曾經把自行車帶到澳洲，然後才意識到（當時是怎麼了？）它太大了，無法騎著它環遊四處。

泰國、印尼、緬甸、新加坡、加拿大、莫三比克、俄羅斯、墨西哥、古巴、巴西、日本，歐洲大部分地區（我在瞎掰，我記不得悼詞中的明細了，太忙著看我右邊的棺材並想著，**他在那裡，死了**）。一個空閒的週末，或是有一週的休假，他會在某處搭上飛機，或者騎上幾個小時的自行車。有個星期六我在萊伊[4]的一間書店簽書，那裡距離他住的地方不遠，他說他會騎車過來見我；後來他寫信說，很抱歉他沒來，他沒辦法趕上。那是我們最後一次聯繫。我姑丈在他去世後的第二天傳了一則笑話給他，而在沒得到回應時感到擔憂，我常想，世上還有什麼能比死者手機上有未讀的笑話更可悲的事。臉書上一則發文顯示他獨自騎行七十英里的路線圖，很有可能就在他去世的那一天。葬禮上，我看他是小時候在我們保姆家花園矮牆旁的孩子，我看他滿臉的燦笑，我看他死在他的床上——不是像被發現時的面朝下，而是面朝上，那張天曉得不知撞過多少次廚房地板或椅腳的臉頰，因皮膚移植而隱隱地皺起。

癲癇隨時可能要了他的命——萬一他的頭撞到柏油路，或浴缸，或萬一他正

3　譯註：英國電視節目主持人出版其ＢＢＣ電視紀錄片的書籍。

4　譯註：英國的一座小鎮，位於英格蘭東薩塞克斯郡。

好在騎車，萬一他吞下自己的舌頭，萬一他突然發作而再也沒醒過來。

怎麼會如此頻繁地接近死亡？可是他每一次都躲過了。

然而，這一次他被逮到了，而這就是死亡僅需的。

四、失眠症諮商案例分析報告書

可能的慢性脫歐後失眠症案例分析（PBI）：

患者，女性，四十三歲，一直都睡得很好，她表示入睡和維持在熟睡狀態都很容易，通常每個晚上大約八小時。即使是在有壓力或困難時期，這個模式還是能夠保持下去。

該患者表示，她的睡眠問題開始於她搬家住到一條主要道路上的幾個月後，那時她經常一早被車輛吵醒，這情況發生有幾個月了，結果導致她的睡眠受到干擾。在這個時候，她宣稱，她還不是失眠患者，只是睡眠受到了一些干擾。

在這幾個月期間，她的睡眠干擾開始起了變化。二〇一六年六月，因歐洲公投結果伴隨而來的憤怒，導致焦慮不安的失眠期。到了那年秋天，她不僅僅只是因為交通而早醒，而且發現很難在就寢時間入睡。這段期間，她對交通和無知愚蠢的政治發展皆充滿了憤怒和挫敗感，並且發現自己會對著路過的汽車、卡車、貨車和巴士「吵架」（患者的說法）。她知道以這種方法爭吵是沒有意義的，也嘗試了各種方法去忍受（耳塞，白噪音，略高於建議上限的酒精含量），同時還試著去接受（正念冥想，梵咒，對愛和良善的肯定）但發現其效果有限，並主動告知幻想著可導致馬路暫時或永久性封閉的車輛連環相撞意外，以及地震和奇異的宇宙事件。

到了同年十月，她的睡眠問題已經變成她現在所說的失眠了——難以入睡以及保持在睡眠狀態。她去了一個靜默的佛教僻靜，表示風吹拂在窗戶上的聲音和四處瀰漫的靜寂令她感到非常舒服，但是她的睡眠還是沒有得到任何改善。甚至，正是此時，她首次察覺到持續的恐慌感，即使在從事輕鬆和平靜的活動時也是如此。

她從僻靜返家時，回想起在巴士站遇到隔壁鄰居的事，她得知他們房客的死訊；患者對那個人並不熟悉，但她恰好就在一週前看到他出來丟垃圾，儘管沒有太長久的影響，但對於他的死亡感到悲傷卻是真實的，「這提醒著人們從我們身邊被奪走的速度之快」。當天稍晚，她被告知妹妹和她的伴侶分開了，表示出對她妹妹和其伴侶，以及他們的三個孩子感到震驚和悲傷。此後又過了幾天，她得知她的表哥去世了，他過世兩天後才在他的公寓裡被發現。幾天之後，她被告知她父親的伴侶診斷出患有失智症。在她表哥的葬禮一兩週後，她得知她父親從梯子上摔下來，摔斷了腿傷勢嚴重，將有一年的時間無法行走。[5]

接下來幾週，她的睡眠問題益發嚴重。儘管該年十二月，失眠的情況因某些無法解釋的原因稍有緩解，但在一月又重新出現，並從那時持續不斷地惡化。她表示許多夜晚只有二到三個小時睡眠，且這些時間並不總是連續的，許多夜晚則是完全沒睡。這段時間，她嘗試過在屋子其他房間睡覺，將她的書桌從書房移開，建立一個臨時臥室，這可以緩解噪音，但仍舊沒能克服睡眠問題。助眠藥物——非處方藥（苯海拉明、夜舒寧、睡眠滴劑、大麻籽油、鎂粉、西番蓮、啤酒花、褪黑激素、五羥色氨酸）和處方藥（宜眠安、煩寧、彌鬱停）幾乎都沒有用。

該患者嘗試了許多治療方法，包括去了認知行為治療睡眠診所就診、針灸、正念減壓、睡眠縮短療法、感恩日記、營養補充品、咖啡因和糖的戒斷，以及發出α、β和θ聲波模擬睡眠階段的睡眠設備。她的方法還包括在就寢時間的實驗，和在失眠時刻找到讓自己忙碌及平靜下來的方式。她描述自己還學習法語、製作馬賽克、玩單人紙牌、玩益智拼圖、數自己的呼吸、收聽《在我們時代裡》[6]、泰特廣播[7]、《典故主義者》[8]、有聲書版的《追憶似水年華》、第四電台的靈魂音樂、線上睡眠催眠冥想、辨識鳥叫聲的CD、《波達克》和《王冠》影集，梵唱和《Top of the Pops》[9]

她表示，她的目標已從試圖入睡轉變成試圖不恐慌，而有些夜晚，她會躺在黑暗中七個小時，從一千開始三分法倒數，或用法文或德文從一百開始倒數，或唱頌著只知道音而不懂意思的梵文，但她加諸了和平的意涵，並從中得到慰藉。

---

5 這些因素是否足以引發失眠？這些與她並不親近的人們的死亡。請注意：該患者近來可能會出現精神官能症和過度反應性的症狀。

6 譯註：《In Our Time》是BBC廣播的實況系列廣播，探討各種歷史話題。

7 譯註：英國廣播節目，內容主要為藝術家的生活及其作品背後的故事。

8 譯註：《The Allusionist》是由海倫・佐爾茲曼（Helen Zaltzman）主持的podcast，主要為探討語言與詞彙。

9 認為《Top of the Pops》為問題增劇的因素？（譯註：是英國BBC播出的現場直播的流行音樂節目）。

她表示，在這數週和數個月中，她持續不變的情緒是憤怒、孤獨、絕望和恐懼。她表哥躺在地底棺材中的畫面一再出現使她痛苦不已，還伴隨著心悸和恐慌。死亡佔據她大部分的思緒，連帶著夢境引發的擔憂——走向死亡的旅程是可怕而孤獨的，是「地獄般的衝撞穿梭在黑暗中」。想著她表哥在這段旅程中受苦令她感到不安，並開始預測親人的死亡[10]。她還表示懷疑患有致命的家族性失眠症，這是一種極罕見的遺傳性疾病，可導致過早死亡[11]。

到了晚上，她發現自己重新經驗了童年時期的某些回憶，不太像是回憶，而是活生生的事件，例如母親的離開和她的狗死了，這些回憶帶來了悲傷和憤怒。她將這個比作是失去曾經與國家連繫在一起的價值（經由公投的結果），那曾賦予她一種國民的歸屬感、榮耀和身份認同[12]。

她在去年秋天參加僻靜時所察覺到的恐慌，如今已變得會在夜間劇烈發作，這段期間，她會過度換氣、抽搐和打自己的頭，要嘛用自己的拳頭要嘛去撞牆。她表示這樣的行為，是日趨嚴重的睡眠剝奪造成的結果。

這幾個月來，該患者的工作和社交生活變得無以為繼；她再也無法持續或有條理地工作。她很少見朋友，並嚴重依賴伴侶的支持。到目前為止，她一週有三至四個晚上是失眠的，其餘的夜晚則是斷斷續續的睡眠。她經常接連四或五十小時保持清醒。失眠的生理症狀包括了神智不清、記憶力減退、心悸、嚴重頭痛、掉髮，眼睛感染和手麻。

她宣稱她正在等待崩潰並且欣然期待這個崩潰來臨。她認為，如果她無法解決這個問題，到了緊要關頭，或許就任由自己崩壞，而得以解脫。不過同時，她非常懷疑自己是否會崩潰，推測在她的性格中沒有任何決定性的東西能夠帶來這個結果，她更像是那種在設法應對時會無止盡地忍受痛苦與折磨的人。

10 見弗萊明，費爾德曼等人的：〈無意義的死亡率投射綜合症（PMPS）：死亡恐懼症和精神疾病的臨床病理研究〉

11 留意：過度反應（OD）的新症狀？考量到患者對疾病和死亡的恐懼與不斷想像疾病和死亡的相互矛盾。

12 參見史密斯，卡羅，沃爾什等人的〈英國脫歐後失眠症：直接民主對晝夜節奏運作和腦丘的影響〉。

她表示，這感覺因以下事實更為加深：在夜晚，她感到愈來愈具野性，像是被困在牢籠裡的野生動物，會踱步，發出明顯痛苦的聲音，打自己的頭和拉扯頭髮，這種行為似乎不是她有意識的行為舉止，而是自己處於意識之下或超越意識的瘋狂部分。然而到了白天，儘管精疲力竭，仍繼續以相對正常的能力工作（即使已退化了不少），帶著尚未受損的理性和觀點，大大降低了（儘管不是沒有）憤怒感，也不會想要打自己的頭或對自己及他人造成任何傷害。

她表示，她不明白夜晚的狂野從何而來，白天時又何處而去。她表示對此感到害怕，但有時又希望任由它接管一切，她描述出強烈渴望被醫院管收和餵藥的想像，或遭受了徹底且嚴重的崩潰而被親人們環繞著。在這個場景中，她表示她完全看不到自己，她被這些照料者所包圍，沒有任何自主權、需要和願望，她的存在被他們的照護那份壓倒性力量所吸納，她說。

五、長眠的保羅表哥 II

親愛的保羅表哥，

我慎重的寫下這封信，寫信告訴你Google告訴我，你死後的頭幾天、幾週和幾個月預計會發生的事。我寫信是為了避免你對宿命感到失望。但願你能回信。

埋在地底棺材中的屍體需要半個世紀才能腐爛成粉末（好消息嗎？我覺得這是個好消息）。直到幾天前，在你騎自行車時所依賴的股骨，將會在地底下打一場奮戰，抵抗它那可愛的、樹幹般的軸骨，和細緻的、底部的膝蓋關節被分解；即使骨髓噴出，骨頭斷裂，它也還能保持微妙的曲線。由於沒有東西會折斷它，它將躺在黑暗裡，像一張褪色的X光片。會崩解，是的，當然會崩解，但仍然在那，你的實體持久地存在。會是整整五十年。

然而——你的臉。你的臉（臉頰上布滿疤痕），和那一小塊部位（它讓你的上唇細微而整齊地摺起，以形成兩個鼻孔間的橋梁）；那個好東西，當你好奇且驚訝地仰望，而歲月褪去，而你看起來就像小時候時，它就會出現。你的臉，和生命中數億個瞬間即將崩解和腐爛，在幾週內，這個屍體將難以辨認出是你了。

甚至早在你被埋葬之前，你的器官就已開始腐爛；當你還躺在床上，在你被發現之前的那些日子裡，幾乎是即刻就發生了。自溶：自我消化。腸道中的細菌開始吃掉死的細胞，腹部會出現淡綠色的色斑。然後這些細菌會蔓延至胃部，胸部，大腿，腳——

生命是多麼不可思議的奇蹟，本身就擁有無數次的死亡——這些細菌不是在死亡時才出現的，它們一直都在，一直想吃掉你，而且你的細胞中一直都含有幫助你腐爛的酵素。只有你強烈的生存意志能阻止這一切。你知道嗎？你曾感覺到內在那股為了讓你留在這裡而產生的激烈交戰嗎？

接著戰爭打過了並結束了，讓你消失的過程便開始了。細菌蜂擁而至，當它們消化你的時候，散發出的氣體會使你漲得像麵團一樣，在死亡的第三或第四天你會開始有氣味，你是顫抖和移動著的一團東西。甲烷、異味、腫脹、變形，你的舌頭從嘴巴逃出來，鼻子流出液體，腸子穿過直腸，像花一樣綻放，慢動作般爆炸，一個冗忙生命中最古老，最有效和令人肅然起敬的清理行動。

多麼罕見的團隊合作啊，像在迪士尼樂園般不知倦怠的充沛活力。咦——啊——喔——，乀——喔，乀——喔，一個樂觀且同步的小型軍隊，一點點消逝的塵土，一首死亡的合唱曲，一場轉變，逼逼滴——巴逼滴——布！[13]哎喲，真沒想到，不久前才變藍的手指開始詭異地轉變成黑色，爆炸終止於開始時的同一緩慢順序中，氣體在消散，身體在崩解，來到了最高潮，血肉鬆弛，第一批部隊撤出，假如我們沒有做防腐處理的話，在死亡約十五天後，就會來到下個階段：**黑色腐爛**。血肉溶成奶油狀襯著瘀斑，身體躺在一灘液體中，肉食性甲蟲來了，還有成群的蛆，寄生蜂——

但你已經做了防腐，所以，十五天了，這些並沒有發生在你身上，我親愛的表哥，尚未發生。在你長眠的棺材裡，你是安全的，你的頭顱被鋸成兩半，離開（永遠無法回到）你曾愛過的每個人身邊。

保羅表哥，保羅表哥。

網頁的最下方告訴了我，一切關於你這必然會發生的腐爛情況，它說：

如果你還在掙扎，請考慮使用BetterHelp線上治療。

因為你值得！

13 譯註：迪士尼電影《灰姑娘》，仙女教母在對灰姑娘施魔法時唱的歌曲。

六、對睡眠週期的信仰

「我來解釋一下睡眠週期，妳知道什麼是睡眠週期嗎？」

「不太知道。」

「我先來畫一個圖。」

「我只是覺得非常——」

「焦慮。」

「還有憤怒。」

「當我們想睡覺的時候，憤怒是沒有用的。」

「我知道。」

「假設這個圓圈代表一個完整的睡眠週期。整個週期大約需要九十分鐘，而一個好的睡眠者整晚大約會有五個週期。這個部分稱為第一階段，也就是我們所說的輕度睡眠——然後是第二階段，我們稱為中度睡眠，了解嗎？現在，總的來說，這是最長的階段，大部分時間都會花在這裡，妳會非常放鬆，這時的睡眠是好的，而且可以使身體恢復活力，但這並不是最具修復性的階段。最具修復性的是第三階段的深度睡眠，當妳處在這個階段時，心率會下降，會睡得很沉，除非有什麼事或什麼人打擾妳，即使如此，其實也很難將妳喚醒。在前二個睡眠週期中，這個階段會持續約半個小時，但會隨著每個週期逐次縮短，妳在此階段所花費的時間會逐漸減少，目前為止一切都OK嗎？然後是第四階段，我們稱之為REM[14]睡眠，在這階段我們會做夢，這是一個相對較淺眠的階段，我們的心率會加快，隨著每個睡眠週期的延續，這個階段所佔比例會逐漸增加，一開始只有大約十分鐘，但在最後一兩次週期中，這階段會持續約半小時左右，然後，我們又回到第一階段——輕度睡眠，幾乎是醒著的狀態，在夜半時分，我們有可能會在這個階段醒過來，經常會如此，對一個好的睡眠者來說，這是很自然且正常的，接著週期循環又再次開始。」

「……」

「我們希望讓妳擁有一個良好完整的睡眠週期，然後再多一點深度睡眠階

---

14 譯註：快速動眼期（Rapid Eye Movement，REM），又稱快速動眼睡眠。在此階段時眼球會快速移動，同時身體肌肉放鬆。

段。」

「問題是，一切都不對勁，有那麼多痛苦。我妹妹，我父親，我繼母，我想支持他們，但睡不著讓我筋疲力盡，我幾乎無法正常工作，我擔心一切，擔心我的家人，擔心睡不著，我沒在寫作了，我完全沒睡然後走進大學裡教課，我坐在那裡開始說話，完全不知道下一秒會說出什麼字，或將如何收尾。我還可以感覺到我的皮膚，太緊繃了。」

「妳是說缺乏睡眠會影響妳的心理健康嗎？」

「我很絕望，我想知道這情況何時會結束，我想陪在我家人身邊。如果我可以知道，或有人可以向我保證這情況終會結束，那我還可以撐下去。」

「我不能向妳保證，這不是貼膏藥，而是幫助妳改變自己的行為和想法。」

「我不知道我的行為和想法有哪裡不對了。」

「這就是我們要找出來的。」

「我以前從來不需要什麼正確的想法，就可以睡了，我從不需要什麼特別的睡眠想法。」

「妳需要相信自己可以再次入睡。」

「什麼時候睡覺變成一種信仰？」

「妳需要試著將負面思緒轉化成正面思緒。」

「我只是想要一個保證。」

「我們很容易陷入『對啊，但是』的模式，每當要求幫助，得到的回覆都是『對啊，但是』。要遠離這個模式，要有『對啊』，而不是『對啊，但是』的心態。」

「對啊。」

但是——當你三個晚上只睡五個小時之後，還嘗試要保持樂觀正面的心態，你來試試看。

我躺在床上重覆這些字幾個小時了。對對對對對對對對對對對對對對對對對對對對對對對對對對對對對對對。

對（YES）這個字怎麼拚？

對。

眼睛（ＥＹＥＳ）這個字怎麼拚？

眼睛。（Ee-yes）。

對對對對對對對對對對對對對對對。

眼睛眼睛眼睛眼睛眼睛眼睛眼睛。

對對對對對對對對對對對對對對對。

眼睛眼睛眼睛眼睛眼睛眼睛眼睛。

閉上你的眼閉上你的眼閉上你的眼閉上你的眼。

閉上—你的—對。（Close you're yes）

靠近了你的，對。（Close you are, yes.）

對。

對？

七、失眠作家的小說開頭從何而來

縱然我是塵埃與灰燼，我沉睡在天使的安眠中

這是我最新出版小說裡的第一行文字，我不知道這是誰寫的，寫的人什麼都不知道，她對任何事都一無所知。

縱然我是塵埃與灰燼甚至不是她寫的，這句話是奧古斯丁《懺悔錄》裡的句子，**我沉睡在天使的安眠中**是她寫的，但她對天使一無所知，也對睡眠一無所知（如同魚對水一無所知），她只是試著在猜，她就像個初綠的幼芽。

但那天晚上我睡得很爛，她寫道。當她寫下這個句子時，她對什麼是很爛的睡眠一無所知，她知道**爛**這個單字，她知道這是一個形容詞，可以用來形容包括睡眠在內的許多事物，但她對很爛的睡眠一無所知。現今，她對於文字的欺騙性感到震驚，每一個字都主張其權力，每一個字都渴望得到信任，我們閱讀別人的文字，從中找到與之相關的東西，在共同的經驗中得到慰藉。然而字的背後並沒有任何經驗，字可以是任何物體都無法投射的一道陰影。

近來，當我讀到小說中的某人有睡眠問題時，我的心會突然一晃，先感到與他們是一國的，再來是與他們的作者，彷彿有能力寫出這些文字的人也必然對所寫文字有所了解。然而，文字只是附屬於一個想法的字母組合，這個想法並不一定要附屬於世界上的任何事物。你可以有豐富的詞藻，但乏於經歷，而且，你可以揮霍、揮霍、再揮霍，而設法以此謀生。

那天晚上我睡得很爛，我們這位小騙子這麼寫道。已經有很多人提過作者以自己不擅長的素材去寫作的壞處，更糟的是，還剽竊他們所不了解的陌生人之經驗——一個白人剽竊孟加拉婦女的經歷，一個沒有孩子的女人佔用母親的身分——但當我，睡得很好，腦海中出現一個關於失眠的想法時，沒有人將筆從我手中拿開。要寫小說，你必須投入有組織的虛構當中，將經驗洗入文字的岸外避風港。

我們這位小騙子有著遠勝於經歷的千言萬語，她被迫要說謊，所言皆不可信。一個字只是遺產裡的一小部分，無需掙得便能揮霍。

八、凌晨一點

「夜間寬恕」的時候到了

凌晨一點：

那時就躺著，只是躺著。怎麼了？就只是躺在這裡，想一些美好的事。

法國的天空——如此廣闊，如此漆黑，如此星光燦爛，以至於一下車，我倆的目光立刻被吸引，我們默默地站在那，目瞪口呆盯著天空。銀河是一個寬闊、獨特的弓，在我們上方彎曲，而（數量驚人的）星星實際上都在閃爍著。

法國的日落，洶湧的紅色地平線，上面是朦朧的月亮，像一隻從火海中冒出的飛蛾；可以同時看見金星、火星、木星和土星。蝙蝠從中世紀城堡的廢墟塔樓中傾瀉而出，從我們上方飛撲而過，又再次湧入。振翅響亮的聲音漸逝。我那掛在陽臺欄杆上的泳衣，由於氯和過度使用而變鬆了，游了兩個月的泳而變鬆了。

我想起游泳。我有一個從阿曼帶回來的貝殼，一個白色光滑、手掌大小的海螺貝殼，我已經習慣在晚上握著它了。我會時不時放開一段夠長的時間讓它再度變冷。想起游泳，跟著滿滿人潮在泳池上上下下。我在水中流動，我的手光潔無痕且明亮。往好處想吧，現在躺在這裡，想著那些日落和游泳，行星和星體，還有什麼好怕的呢？試著平息砰砰跳的心。

有一種東西叫做「夜間寬恕」，是在夜間釋放所有錯誤和罪惡感的行為。將它們留在房間之外。我原諒我所能一一想到的事——汽車開得太快，寒鴉亂翻餵鳥器，宇宙給我的折磨，我給自己的折磨。我突然想到的是，在我九歲時，當我母親離開後的最初幾週，我父親幫我綁辮子。用他那雙寬大，結疤，皮革工匠的雙手為我綁辮子。

時間已過了一點半，再十五分鐘就要兩點了。我正試著收集從樹上掉落至餐廳地板上的李子，勃根地李子，非常成熟，有些被踩爛了。同時我理解到自己必然正在作夢，因此多少睡了一會，意識到這一點讓我得到瞬間的勝利——我睡著了！——就在我醒過來之前。

我晚上不看時鐘，但已經有太多個夜晚是清醒的，所以我通常知道十至二十分鐘約莫是多久；我知道時間流逝的紋理，以及當夜晚磨蝕時，我思緒的紋理。此刻差不多開始出現磨損的跡象。微小平靜的信念變得挫敗。寬恕原諒變得可笑，而那些被原諒的，所有應該待在房間外的東西，事實上都還不滿足地在我床邊徘徊，彷彿它們還需要從我身上索討其他東西。

我想回到那個李子的夢境。我睜大眼睛再閉上，希望能誘使它們變得沉重。至少我做了一個李子的夢，這意味著我睡著了；這樣很好，但只睡了五、六分鐘。這可不妙，誰能靠著六分鐘的睡眠活下去？我該如何是好？

我放掉貝殼。沮喪且憤怒。生氣是沒有用的，沒用的。想想金星和銀河以及整個空間，世界上的整個空間，宇宙，我們的身體，我們的心。一切都是由空間構成的，而空間大於形體。想一下——你的空間也大於你的身體。想一想天空，當你在夜晚抬頭時——你看見星星，但實際上你看到的是星星之間無限的虛無，而你看到的虛無是真實存在的條件反射，每個物體是多麼貪婪地聲稱擁有自己的空間舞台。

試著微笑。微笑強烈暗示大腦一切都好，並且帶來快樂。躺在這裡微笑；金星、銀河、月亮、蝙蝠、游泳池、生命中難忘的記憶，床的溫暖。微笑。黑暗中一小排愚蠢可笑的牙齒。

振作精神，說點堅定與值得讚許的事——仍然有一〇%的機會可以入睡，而且如果現在睡著了，仍還有五或六個小時的時間——很充裕，稱得上是奢侈的睡眠了。

過了片刻，估計值下修。六%，最多七%。但那是根據過去的經驗和可能性，不見得會如此；每次擲骰子都會帶來均等機率。擲到一次四點不會減少再次擲到四點或連續擲到一百次的機率。每個晚上都是全新的夜晚，全新的擲骰子。

黑暗中我再次摸索我的貝殼；據說吹海螺會產生一種美妙的聲音趕走負面情緒，我的姆指越過吹嘴上方，拿著靠近我唇邊。沒有聲音。多年來困在我床邊這片陸地，只剩下一股無權存在於此的鹹味。

我面朝下趴著。試圖以自己從未試過的睡姿來偷渡睡眠。也許睡意能在我頭腦意識到發生什麼事之前就潛入。也許我可以把心跳壓制在每分鐘跳四十下。我以這個姿勢躺了半小時，也許夜晚不會注意到我。也許，也許。金星、銀河、李子樹、床墊、蝙蝠，我在水中明亮的雙手，脖子痠痛，以歪斜的姿勢睡著了，伴隨著歪斜的不適，醒了過來。

兩點了，一列貨運列車經過。

九、長眠的保羅表哥III

我表哥葬禮的那個晚上，我在一家休息站的咖啡館，咖啡館即將打烊，有一種可貴的寧靜。地板清潔機發出了嗡嗡聲，鍋鏟在金屬餐盤上發出噹啷噹啷的聲響。我靠在黑色窗戶的牆邊，黑色窗戶的牆裡又有我；我，和反射我。

反射我將起司通心粉餵入她反射的嘴裡，但通通不存在——身體，起司通心粉，嘴巴。

反射身體飄懸在遠處一片無物的黑暗中。我忽視它，實在太餓了。誰知道在高速公路上或附近會有這麼硬又油的胡蘿蔔？不過話又說回來，為什麼需要等這麼久時間？人類已經將太空探測器送進土星環[15]，人類已經建造一台地下機器，將粒子的速度達到每秒二．九九八億公尺重現大爆炸（Big Bang）後的狀況[16]。怎麼可能直到現在，在二〇一八年，一份煮熟的胡蘿蔔才送達休息站呢？

15　譯註：卡西尼—惠更斯號（Cassini-Huygens）是第一艘進入土星軌道的太空船，一九九七年十月十五日發射升空，二〇〇四年抵達土星。

16　譯註：大型強子對撞機（簡稱：ＬＨＣ）是一座位於瑞士日內瓦近郊歐洲核子研究組織的對撞型粒子加速器，作為國際高能物理學研究之用。

我的鬼魂漂浮在深不可測的反射世界中的某個地方，不曾感到飢餓或飽足，並未遭受數週無眠之苦，也不知道我替自己在世界與世界之間，爭搶到數個三十分鐘。她不會知道這種木然的悲傷，或是當我想著：我正在吃起司通心粉時，那個和我一起在祖父母花園中奔跑的表哥，被埋在地底下，那種恐怖的感覺。

而我溫暖且平靜。我不想回家——家是一張我再也無法入睡的床。我不想回去——回去的是我死去的表哥。我想留在這裡；這把塑膠椅子在一個寬敞寧靜的咖啡館裡，一個巨大黑色窗戶旁，感覺就像我一直在尋找的地方。

這一天即將結束。那邊有兩個男人快把食物吃完了，有一個男人在打掃地板，有一對看起來像退休的夫婦和一個女人在販賣部取走了盛著牧羊人派和千層麵的盤子。你們都會死的，我心想。心中湧起一股同情。我的喉嚨像是卡了東西而無法吞嚥。或許你現在正用叉子在吃那盤牧羊人派，但你和我一樣，都要死了，在此我唯一能奉勸你的話就是：

在生命中，我們處於死亡之中。

在休息站中，我們處於死亡之中。

在休息站中，我們處於生命之中。
在死亡中，我們處於休息站之中。
我們處於死亡之中——我們。**我們。**

十、不睡覺時，世界變得極度不安全

一些說明：

當我不睡覺的時候（這是常有的事），我是根本沒睡。那些日子裡我並不全然是個不好的睡眠者，我是個不眠者。我同時也是個不好的睡眠者，但睡得不好的夜晚都算是美好的夜晚，因為至少有睡。

當我不睡覺的時候，與其說覺得很疲累，更像是被打了一頓。在一夜無眠的早晨，我的眼睛又酸又痛，幾乎無法睜開。我的關節疼痛，嘴裡有種味道，不同於任何其他的味道，像是一種感覺，一種挫敗感。我的頭痛平均分佈在頭骨半球各處，疼痛刺痛到我頭頂上的舊傷疤。我帶著懷疑的目光注視整個世界，世上一切似乎都與我對峙，帶著敵意及仇恨。有一股力量不希望我幸福安康；感覺很針對個人。

晚上我上床睡覺，被毆打一頓，到了早晨我走下樓，然後開始我的一天，彷彿一切都很正常，我沒有被痛毆，所有人也都把我當作沒被毆打過的樣子，我就這麼活著，但就僅此而已。如果有人想要毀掉你，他們可以用奪走你的睡眠來做到這一點，當然，這是經過嘗試和測試的。

我住在法國朋友家的時候，有一天早上很晚才出現，我感覺我的臉好像很瘀腫，我的外表會嚇到他們，而他們會把我藏起來不讓他們的小孩看到。但取而代之的卻是，我的朋友帶著無限同情看著我，說：「短暫的夜晚？」（Une petite nuit?）「是啊，」（Oui）我說，「又是一個短暫的夜晚。」（une petite nuit, encore）在這種表達方式中，法語是完全錯誤的，晚不著的夜晚是最長、最大，最像洞穴般深遠的事。一畝又一畝的夜，整個時代來來去去，在通往早晨的旅程中，都沒能找到另一個靈魂。

當我不睡覺時，我會整夜找尋過去錯綜複雜的事物，試圖找出是哪裡出了錯，從童年生活搜尋是否有失眠的起源，試圖找到確切的想法、事物或發生的事件，使我從一個睡眠者變成了一個不眠者。我試圖找到一個能夠得到釋放的線索。我試圖解決現在生活中的邏輯問題。我繞著我心中的競技場，其周長不斷縮小，就像一隻北極熊在一個骯髒的藍白色塑膠圍牆裡，裡頭有著假冰帽和水，結果卻沒有深度。我一圈又一圈繞著。現在是凌晨三點，四點。總是在凌晨三點，四點。我又繞了回去。

當我不睡覺時，世界變得極度不安全。如果食物或水被拿走，你會感到不安全；如果被拿走的次數頻繁——不致於長到足以殺死你，但往往足以損耗你——如果它所做的一切只是用匱乏來威脅你，你會開始懷疑生命的意義是什麼？當動物的基本需求得不到滿足時，會令人驚恐。一開始你害怕死亡，接著更糟的事情發生了——你會害怕生命。你不再想要你的人生，不要在這種條件之下。當我不睡覺，不睡覺，不睡覺時，我不想要我的生命；但我也沒有自發的動力（勇氣？訣竅？）去取走它。所以，當生命變得難以忍受時，我必須得忍受，這是一個僵局。

當我不睡覺時，我仍然躺了幾個小時，心怦怦地跳動，彷彿在躲避一些野獸那般；當腎上腺素在我體內升起，我崩潰了，我爬起來撞東西，撞牆，敲自己的頭，用頭去撞牆。我會咆哮怒吼，我會放聲大哭。我會來回踱步，猶如試圖躡手躡腳地靠近那個已經超越我的，舊的、更好的自己。

以前能夠入睡的時候，我對這一切一無所知。對於要如何度過這不可能度過的事，我一無所知。夜晚，我被扔進了狼群。唯有像狼一樣嗥叫才能存活下來。

許多人都必須如此。現在我更加明瞭了你在人們眼裡看到的那個模樣——例如，在自行車架附近的無家可歸之人，每天穿著褪色的黑色衣服，垂著頭坐在小行李推車上，事實上，他看起來就像一個垃圾袋，彷彿他形塑出自己絕對的冗餘感和浪費感。如果你被這個冷漠世界的惡意給輕賤了，那就把自己偽裝成一個垃圾袋；如果你被狼群襲擊，那就把自己偽裝成一隻狼。這是隱身於眾目睽睽之下的一種方式。

有時候我會給他錢，他從不主動要錢，他看著錢落到杯子裡，對此不感興趣。有些日子，當我的五十便士離開我手中時，我無法看著他，因為那空洞的目光似乎在說，受金錢幫助的日子對他來說早已一去不復返了。他只是個單一生物，所有受到幫助的日子早已不復存在。他坐在那裡不是因為他想得到錢。他坐在那裡是因為人總得在某個地方，因為他無處可去。有些日子我被生活搞得又累又煩，以至於我沒給他錢，我不想看他，我只希望他消失，或趕快去死。我心中的狼為了生存而煩惱，想攻擊他。為什麼要這般活著？我想，他為什麼不放手。為什麼他不放手呢？

十一、失眠的諮商門診 I

——心理治療、諮商，與更年期

我朋友說，也許是更年期。

可能嗎？

女人在更年期後確實會不好入睡。

要怎麼知道有或沒有？

我朋友說要問我的醫生。在醫生那裡，我像個孩子一樣坐著，雙手輕輕合十放在大腿之間，腳踝交叉相疊。當我坐在醫生面前的那一刻，我總覺得自己像個孩子，在這種情況下，當我問起更年期時，我的存在感使這一切更顯得格格不入。我感到臉紅又尷尬，甚至說不出那個字，似乎像突然被指派到一個會所，一群姐妹會，一群母姐會，我試著強迫自己加入。

醫生也是這麼說。她問，妳有任何其他更年期的徵兆嗎？潮熱，夜間盜汗，你的經期還規律嗎？

她說我是因為焦慮才無法入睡，並要我注意我剛填寫的表格得出的焦慮指數，妳有在做諮商嗎？她問。

我的身體突然感到一股羞恥——太老也太年輕了，這麼擔心害怕地坐在這裡聽從專業，也太老了，然而假設更年期可能是我的煩惱所在，則又太年輕了。我的煩惱就只是我的煩惱；不該試圖用人生階段或女人走向成年的儀式來彰顯它。這名醫生以我的鏡像坐姿坐著（雙手放在大腿之間，微微向前傾）——差別是她身上散發出如母親般的慈愛和譴責。她自己是一個女人，已歷經了更年期，想必是輕易地恢復健康，並且沒有請過一天假。那種向前傾斜，意味著，**現在，別再給我裝傻了**。這是一種巧妙踏進他人空間的基本戰略，足以讓對方知道誰占有主導地位。因為我的姿勢清楚表明了我知道誰占有主導權，所以感覺起來更具挑釁。不過當然，這就是為什麼它是挑釁的，因為我的怯懦提供了好鬥的機會。我挺直腰桿，將雙手放鬆放在大腿上，而不是放在大腿之間。不過，雙手還是扣在一起的，我寧可將它們鬆開，但它們不肯。

當我提議進行測試時，她說，這沒有太大的意義，不會有什麼成效；賀爾蒙的變動太大，同時受到太多可變因素的影響，因此無法進行廣泛的測試。測試是一種生理時刻的快照，而非存在狀態的評估。

所以，我無從得知我的睡眠問題是否是因為更年期的關係，我問。她說，就算知道了也不能怎樣，因為能做的也不多，更年期是必須去（她頓了一下）經歷的。

她的用字遣詞讓我們之間變得很奇怪——不是忍受、受苦或處理，而是經歷，彷彿這是我自己不想要的經歷那樣。我來到這裡並不是為了要受苦，不是為了想減輕一些痛苦，而是希望她讓我停止經歷這一切。那句話恰恰代表了她譴責的總合，再一次的，就像你是個孩子：你想要這個世界是簡單、公平和沒有任何困難的，但世界不是那樣的，你愈早意識到我無法讓你從自己的人生中免疫——你愈早長大——愈好。

這肯定是女人比男人得到更多的訊息——她們需要學會忍受。醫生更容易告訴女人她們的症狀是壓力，而男人的症狀則會得到仔細檢查並更經常被轉診。壓力這個字，意味著女人正在使自己的經歷變得麻煩和複雜化，那其實是可以避免的，只要她們能練習呼吸和學會珍惜，並不再對生命中必然會發生的事感到驚訝——經前的憤怒，懷孕期間骨盆底肌群的喪失，分娩時的失禁，更年期的失眠，受制於影響生活中各個角落各種無處不在的不平等和不公平，包括將自己歸為女兒這個角色，以至於自我意識變得如此模糊，幾乎是荒置了、根本沒了自我，只是粗略累積了一連串職責、過失和失敗，暫時被母性的角色及與所有伴隨的力量給擊退，沒想到自我卻再次驚人且無可挽回地被包納進孩子的生命裡，而收到加倍返還。這種消弭不僅是社會的期待，而且倍受崇敬。

醫生問我還有其他事嗎？這麼做的同時，她將身子往前傾，並以某種方式微笑著，這表明我們在這一刻的對話是一致的，因此，微笑意味著結束。

我說，如果我知道原因是更年期的話，那麼至少我可以停止尋找其他原因。我的意思是，我可以停止投入金錢和時間，為了一些可能作為自我本質的線索，再去嘗試挖掘自身存在的情感缺陷，在這種挖掘過程中，是既痛苦又具攻擊性的，直搗我所有的恐懼和神經感官遍佈的基層，並以某種方式（我目前還不了解，但希望我能夠理解的方式）摧毀這個基層，從而使我的整個自我和陷入困境的自己如高塔般倒下，夾帶著我的弱點、缺點，害怕和無助的傾向，其中包括了我的失眠。我什麼話都沒有對她說，只是覺得在我性格中有某個東西想要在此刻崩塌，某個被要求行使成年人的力量卻無法行使的東西。只是這種奇怪的回歸，回到童年無能為力的恐慌之中——也許這就是我應該從世上剝去的缺陷之一。也許這就是我睡不著的原因之一？

妳有考慮過諮商嗎？醫生問。

我說我一直有在看諮商師。

那妳覺得這是件好事嗎？

好在哪裡，我想這麼問。好在有益健康，還是好在有幫助，還是符合道德正確，當一個人因疾病，並且是源自於精神上的疾病而造成國民健保制度上的負擔時，這是唯一能做且道德正確的事？無論是哪種情況，我都知道正確的答案是肯定的，她想讓我說「是」，以便讓我在無意間承認我的睡眠問題是心理上的，而不是生理上的，因此是我自己的責任，而不是她的責任。

是的，我說。

很好，那你會繼續下去嗎？

為什麼——她想——她必須日復一日地坐在那裡聽著病人拒絕為自己的健康承擔責任？為什麼每個人都想要檢查，診斷和服藥？他們想要她揮動魔杖，不僅僅是她沒有魔杖，而且醫學上也沒有魔法，從來就沒有。奇蹟般治癒的日子早就不復存在了——她想著——至少她還相信它的那些日子已經過去了，現在她不過是一個解決困擾問題的阿姨及藥頭。她有一半的時間不是花在診斷和治療原發疾病上，而是花在治療由她開出的藥物副作用引起的所有疾病上。她已成為副作用醫生，用更多的藥物治療，再創造出更多的副作用。

其中有一些是無法解決的——人的身體會老化，藥物不是仙丹，不過話又說回來，所有人都不應該讓自己陷入需要藥物的境地，他們的問題是可以預防的，而現在他們希望她採取行動以補償自己沒有採取的行動。敘利亞人民可以在炸彈空襲下入睡，為什麼在無炸彈的天空下，躺在加大雙人床上，蓋著冬季羽絨被，將海藻精油香味的頭髮枕在仿羽絨枕頭上的妳卻無法入眠？哪顆碗豆打擾到您的睡眠，這位公主？一輛奔馳而過的奧迪？是什麼精神上的匱乏和脆弱讓妳需要仰賴藥物才能做到世上所有生物自古以來皆自然傳承的事？但她必須開出處方，因為那是他們想要的。人們對藥物上癮，當他們走進來時，你可以聽到那份迫切需要。也許他們甚至不想好起來，他們已經習慣了有病的悲哀聲望。他們希望她既承認他們的病是如此的獨特偉大，同時又向他們保證，儘管如此，他們不會遭受到不必要的痛苦，也不會死。

我已經告訴她，是的，我會繼續進行諮商，會每天冥想並且在睡前嘗試更多的放鬆技巧，當我說話時，她凝視著電腦螢幕，然後轉過身來，揚起她的頭。

不要小題大作，她輕聲說。

不要小題大作，我說。

現在我不確定這感覺究竟是像個孩子，還是像個站在地方法院法官面前的人，承諾要改變自己的方式，做個好公民，不再造成社會的負擔。孩子是卑怯而無罪的，而站在法庭上的人則是卑怯而有罪的。我不確定自己是哪一個。

醫生似乎很高興，以一種無聲的方式。我想告訴她不論是諮商，日常的冥想和放鬆技巧我都已經做了，但沒有一天能改善我的睡眠，還徒增了挫敗感，而今，我不僅在睡眠上失敗，且在冥想，放鬆和諮商方面也都失敗了。我從高高的格窗向外望去，越過花園，河流，鐵道和運河，直達遠處的山丘，看著我曾經住過那宏偉的喬治亞風格建築，就在那座山上。想像在那裡的我，就像在閱讀某本生活雜誌裡關於另一個人的文章一樣，某個妳應該會羨慕的人。

我確實很羨慕她，比起任何特定的成就，更多的是因為年輕，讓我感到震驚的是，我做的所有事都沒有比曾經年輕來得有成就，但那只是一系列條件造成的結果，讓我成為我，而不是因為我做了什麼。年輕，睡得好，充滿雄心壯志的活力——這些都不是我的做為，就像中年，睡得不好，以及發現寫小說這個行為是無意義的，這些也都不是我的做為。意識到這一點讓我感到寬慰。我想問問醫生，對於身為她這個年齡的女性感覺如何，對於失去美貌和美麗的力量有什麼看法——儘管你不能問別人這樣的問題，因為害怕會有所冒犯。你想必須要指明關於美麗，你指的是明顯的、青春的美麗，當然也還有其他類型的美；然後你就必須要解釋，你確實認為她們擁有另一種美，以這醫生為例，她確實有。她的背部格外挺直，她的頭充滿著優雅，頭髮像她十歲時會綁的馬尾一樣向後拉緊；她感到自己也有一股睡意，但挺直背部的舉止還是令她看起來十分警覺，而這二者之間的不協調使她格外引人注目。

她說，如果妳想要的話，我可以替妳安排做一個血液檢測，這既像是一個聲明，也像是一個權力的讓步——提供某人要求的東西，那正是你之前拒絕給予的，你會提供，因為這是你最終決定給的禮物，一個毫無意義的禮物，你之所以要給，不是因為你必須，而是因為你可以。

我說，是的，麻煩了，我想要。此刻——不知怎的，由於看著窗外，並思索著舊有的自己曾住在那宏偉的出租樓房裡——我幾乎可以肯定，更年期的跡象沒有出現在我身上，還沒有，或者即使有，那也不會是我失眠的原因。我從未有過這樣的感受，我會來看醫生，只是因為我朋友這麼說了——而且不僅僅是我的朋友，還有其他幾個人，使我覺得如果不至少去問問看就顯得太過輕忽和無禮了。現在我問過了，提出的問題也遭到了否定。就好像我不得不乞求得到我不想加入的會所會員資格一樣，而在乞求中，我看到我想要的只是一個保證，那根本無需乞求。

我害怕更年期到來的這個想法。我害怕進入人生的最後階段。有個鮮明的畫面是我十二歲那年在史特拉福的安妮之家[17]來了初潮，當時導遊正在解釋「翻桌」[18]這個俚語的由來。更年期感覺像是對她的背叛，儘管我不確定為什麼。也許是因為我還沒有小孩，所以從那天開始的歷程從未能實現，也或許是因為這個原因，我永遠也不會欣然接受更年期和年老的到來；總有個未竟之事的感覺。

不過，我還是對血液檢測說了「是」，畢竟我來到這裡就是要問的。這種賀爾蒙的神祕和自主轉變是一種內在的幽靈生活，終其一生都在我體內運作著，我現在很想一窺究竟。我再次從那個高高的窗戶向外望去。這些日子我似乎只感覺到我以為的那個我要消失了。我想看看我自己，即使只是快照，無法診斷出任何事；事實上，我根本不關心診斷結果了。而當二週後，我看著那管充滿著勃根地紅的我的血，某種出乎預料的感覺令我無法辨識。我被感動了。被自己的一管鮮血所感動的感覺很蠢，但我確實是——被它給感動且占有了。

然後一週後，當測試結果出來是一切正常的時候，這表明了我已經知道的事，那就是我的失眠是心理上的。我必須繼續做自己的考古學家，四處探尋，看

17 譯註：Anne Hathaway's cottage in Stratford，莎士比亞妻子的舊居，房子屋頂全用蘆葦草鋪成，室內共有十二個房間。

18 譯註：turning the tables，意指扭轉局勢。

看我是否能夠挖掘到問題並找出解決方案——但事實上，我害怕我自己，不是害怕會找到什麼，而是害怕一無所獲。

十二、失眠聯想

——曾經的那隻狗，與爸爸

曾經有一個女孩。

曾經有一個女孩差不多十二歲左右。

曾經有一隻狗。

曾經有一隻狗。

大而迷人的狗。一身黑棕的長毛，迅速敏捷的速度，長而鋒利的牙齒，無比的溫柔。一隻陷入離婚混亂局面的狗。

那是個期中假期，女孩去探望她的爸爸，那個被離棄到僅保有狗的監護權的人，或許我應該說是他要求要這隻狗的監護權，有鑒於那本來是媽媽的狗，他要嘛想要保有她生活的一部分，要嘛想要懲罰她生活的一部分；我不知道。那是一個期中假期，有為期一週的時間女孩和她的妹妹與父親待在一塊。

儘管他要求要監護牠，這隻狗並沒有和爸爸住在一起，因為爸爸和新太太住在一起，而新太太不喜歡任何跟前妻有關的東西。那隻狗（大約二年前左右）住在曾經是一個溫暖，忙碌的四口之家的房子裡，裡頭有爸爸，媽媽，女兒，女兒。現在房子空了，沒有人住，只有那隻狗和以驚人速度繁殖的跳蚤。

爸爸每天都會來餵牠，也幾乎都會帶牠去散步，但每天至少有二十三小時狗是獨自度過的。鄰居抱怨牠幾乎大部分時間和整個晚上都在嚎叫——他們的抱怨不僅是因為這造成干擾，也是警告著不該以這種方式拋棄動物。爸爸說，他會盡量更頻繁來探望那隻狗，但是這很困難，要經營一間公司，還有新太太和繼子女們和新的繼狗們，外加偶爾會來探訪的原有親生孩子。

學校放假時，這位女孩跟她的妹妹，會花三個小時從媽媽家過來探望爸爸。這次期中假期，跟往常放假時一樣，女孩前來拜訪時，會把所有時間都花在和那隻狗一起待在舊房子裡。她感覺新太太的家並不歡迎她，反正她也不喜歡——那裡聞起來有股貧乏、尿液和煮熟晚飯那種揮之不去的味道。她遛狗，坐著好幾個小時，撫摸著狗耳朵之間柔軟的那一塊，或是肚子上粉紅無毛的斑塊，狗很愛這招。她把事情的來龍去脈詳細地說給狗聽。她試著捏碎手指之間的跳蚤；她發現殺死牠們最好的方法是在浴室的水槽裝滿水然後淹死牠們。她和那隻狗躺在滿是跳蚤的地毯上，睡著了。當一天結束時，她不得不離去，她被從頭咬到腳。那根本不算什麼。

一年過去，然而，這是最後一個期中假期了。女孩對媽媽強烈懇求，然後是她媽媽對她爸爸，在此協議歷經悲慘的一年後，他們終於同意讓這隻狗和女孩、女孩的妹妹，以及媽媽住在一起。她和她妹妹星期日回家時，這隻狗將會和她們一起在媽媽的新房子一起生活。

在這個期中假期女孩一如既往；整天和狗在一起，告訴狗關於她的計劃。清楚，明瞭地說很多遍，這麼一來狗就會明白那不是幻想，不是幼稚的願望，而是一個達成共識的事實。但無所謂了，因為星期三那隻狗生病了，女孩看得出來，牠不吃東西，當女孩走進門的時候，也沒有如往常般用牠那德國牧羊犬巨大的身軀像跳芭蕾舞似地跳躍迎接，那是一種純粹的喜悅，現在牠只是抬起了頭。那是某種精神上的頹敗，女孩想著，如果不儘快求助的話，將會是個悲劇。她告訴那隻狗不用擔心。在一天結束時她帶著保證離開。不用擔心。不用擔心。

第二天，狗依然不吃不喝。牠無精打采的，鼻子又熱又乾；這是女孩對於狗的健康狀況所知的一切訊息——如果鼻子是溼涼的，那代表狗很健康；如果鼻子是乾熱的，則是不好。不論鼻子狀況如何，她都知道狗不舒服，而鼻子似乎是個明顯的證據，確證了這一切。由於爸爸在工作，她也不知該如何聯繫他，於是她跑去隔壁鄰居家。鄰居過來查看，並打電話給獸醫。獸醫來了。他掃視了一下這個充滿跳蚤、灰塵，冷清陳舊氣味的廢棄客廳，然後跪下來並以出奇溫柔的方式對待那隻狗，這讓女孩想哭。他認為狗的腎臟感染了，應該要鼓勵牠儘可能的多喝水。他開了一些給狗服用的藥給那女孩。在離開之前他告訴女孩以及鄰居，這隻狗在任何情況下都不應該被獨自丟下。

那天晚上，女孩第一次和狗一起留在這個屋子裡。儘管這是她自出生以來的家，是她經歷所有第一次的地方——第一次說出口的字，第一顆牙齒，第一天上學，第一次看到想像中的朋友，第一本獨立閱讀的書——但她不想再待在這裡了。所有的傢俱都還在原位，臥室還是佈置成一家四口的模樣，床都擺放完好，桌子上的蕾絲桌巾是她曾祖父的，上面放著媽媽的燭臺，對於雙拼獨棟三房的房子來說有種不適切的豪華，窗臺上的馬車，櫃子上的約翰・韋恩雕像，廚房牆上是媽媽的畫，一旁有著爸爸的漫畫。除了無人碰觸之外，一切都一樣。一切都積了一層灰。她不知為何害怕這間房子，不敢在黑暗中上樓。她睡在樓下的沙發上，在狗的身邊，將手放在狗的背上。

第二天別無選擇，爸爸做出原先不會做的事，勇敢面對他的新太太。他堅持應該要讓那隻狗住進新太太的家。狗現在幾乎都不動了，但當女孩撫摸牠耳朵之間的那一小塊，牠的耳朵或眉毛會小小抽動一下，對女孩來說，那似乎只是一個小小的感激之意，而不再是快樂了。她告訴牠只要再二天的時間；到了後天那隻狗就不用再忍受這個房子了，牠會跟著她回家。只要再過二天。

這時候，女孩知道那隻狗快死了。如果她對自己誠實，其實從二天前走進房子，那隻狗沒有跳躍的那一刻起她就知道了。當她看到狗緩慢地抬起頭，尾巴搖擺的時候，她的腿感到一股沉重，不是虛軟，只是些微的沉重，那是種可預測的沉重，知道事情即將要發生。她的雙腿一直在受苦；多年來一直經歷著奇怪的發育期關節痛，曾讓她一度無法行走，彷彿預料到年老或將來的悲傷。她不禁猜想她的腿是否從出生起就一直知道她媽媽會離開，她的狗會受到這樣的折磨而死。腿真的能知道這些事嗎？嗯，也許吧。

她不想讓狗去新太太的家。她無法想像牠在那裡，跟其他那些瘦巴巴的狗待在一起，她和妹妹很沒想像力地叫牠們「老鼠」，她無法想像雄壯美麗的牠在那個陳舊、棕色的房間裡。但她也確實希望狗去那裡；她希望每個人都看見那隻狗生病了，並且明白，當牠死了，是他們殺了牠。那隻狗爬到新太太的沙發後面，依然躺著不動。他不喝水。獸醫又再次被找來，而這一次他離開時，整個屋子異常安靜，甚至連只會擺出一副惡毒表情的新太太，也一臉感傷和蒼白。

在萬聖節的早晨，星期六，狗死了。那天晚上爸爸的兄弟（女孩的叔叔）舉辦了萬聖節派對。新太太不想讓爸爸去，而明明想去的爸爸，已經答應她，不太高興地說他不會去了。女孩回憶起爸爸看起來很強壯的日子，對她來說是個巨人，一個可以跳過五英呎柱子的男人。

那隻狗的死讓所有人無所適從。牠的遺體被送置在獸醫那，獸醫說，牠可能已經疼痛一段時間，大概一週，二週或三週。但狗有適應力；牠們想取悅主人。爸爸哭了，女孩從未見過爸爸哭，她希望他停止哭泣，同時又希望他永遠都不要停下來。她的妹妹從未對那隻狗有很深的情感，但她還是小哭了一下，以一種恍惚痛苦的神情，試圖表達安慰，這就是她的方式。

在過去兩年左右的時間，女孩學到很多關於大人們對待彼此的方式，對彼此的指責，她對自己的自責以及對他人和自身不幸的責備；在她看來，假如其中一部分是她的錯，那麼那些問題應該要由她來解決。那個萬聖節，她看到爸爸將狗的死歸咎於新太太，也看到新太太責怪爸爸關心狗的死遠多於對她的關心。女孩只想獨自一人待在那個舊房子裡，現在她將這裡視為那隻狗的房子，摸一摸那隻狗曾經碰過的東西，從地毯上收集一些牠的毛髮，帶在身上，坐在那群跳蚤之間。

那天晚上，爸爸、女孩以及她的妹妹參加了萬聖節派對。派對上的每個人都認為爸爸應該要來，而每一次新太太來電時，不同的人接了電話並告訴她，爸爸需要待在那裡，待在他自己弟弟舉辦的派對上，在這麼悲傷的一天，他應該要跟他的家人在一起，他度過了如此艱難的一天，而且第二天，他的女兒又要回到她們媽媽的身邊，這可憐的男人歷經如此艱難的一天，他需要花一點時間陪伴她們。

當天晚上聚會後，爸爸、女兒和她的妹妹走回新太太的家，女孩走在步履蹣跚的爸爸身側，她妹妹在另外一側，他們來到大門前，那扇門通往一個小小、無草的前院，發現爸爸所有的東西都散落在門窗前，這些東西都是從裡頭扔出來的。

他們朝著舊房子走去，這時候爸爸突然沒那麼蹣跚了，他們走進舊房子。女孩沒有走進廚房，那裡放著那隻狗沒碰過的喝水碗，和牠原本用來當床的舊毛巾。房子裡很冷。他們走上樓，走去他們以前經常去的房間——女孩想起了她曾經如何想像自己的床是茫茫夜海中的一艘划船——就像那些年以來他們在這些房間裡做的，他們睡著了。

十三、失眠前的夢境

幾個月前我做了一個夢，夢見我坐在一班高速接駁車裡，穿梭在一條熱窄管中，一段無以名狀的時間，我的一個小背包壓在我的胸口，有個聲音呵斥命令著不要說話，不准問問題，不要有期待。我和上百個不知名的其他人擠在一塊，恐懼在管子的天花板上形成一層汗水，在快速移動中有一定程度的搖晃，感覺我們飛過的空間不是一條通往美好地方的平滑道路，而是擠進砂礫中，越過之後——是什麼呢？誰知道呢？

我醒來心想，好險這只是一個夢。但片刻之後，倘若那是死亡的一瞥呢？

我無法擺脫這種感覺。幾個月後，我依然無法擺脫這感覺。

我打電話給我母親並說，安撫我吧，保護我避免這個結果。她說，死亡是美麗的，我知道，不用擔心。我說，妳怎麼知道，妳不知道。她說，我就是知道。

十四、凌晨三點

我的人生存在於此

凌晨三點：

一長列的貨運列車擾動著夜晚。有些東西被撕裂了（「破曉」這個說法，多麼貼切），直到夜幕再度降臨之前，它都不會被修復。此刻開始，將會有更多的貨運列車，然後第一班飛機會在大約四點鐘左右從天空飛過，接著在五點或五點半，車流便開始了，從那時起，我們這個活躍的小行星將再次被照亮。三點時，第一道晨曦已經出現。事實上，對那些足夠清醒而意識到這點的人而言，晚上最多就是一個小時——座落在兩點到三點之間，在一天的消逝到下一天的甦醒之間一段短暫的平靜。

我爬起來。當前的看法對此是矛盾的。有些睡眠養生法說，如果你躺了二十分鐘後還醒著，就應該爬起來，這樣就不會將失眠和床聯想在一起。另一個說法是，無論如何你都應該要躺在床上，這麼一來，你就不會對身體發出信號，認為晚上爬起來是正常的事；反正，你就躺在床上接受發生的一切。

晚上本來就累，和堅持認為自己是個好的睡眠者，我更傾向於後者。不過，今晚我爬起來了。我很焦躁。我泡了一杯茶。絕對沒有一個睡眠養生法會提倡在凌晨三點喝含咖啡因的飲料，但我之前喝過一次，然後就直接睡著了，所以我時不時會試一下，但願它再次起作用，但從來沒有。

我想到菲利普．拉金[19]一首詩中的一句話，我不是直接閱讀這首詩的，而是在最近讀的一本關於詩的書裡看到的——是關於某朵有百萬片花瓣的花。我穿著內衣坐在沙發上喝茶，做了睡眠養生法不會提倡的另一件事——上網。拉金在這首詩中提到了死亡的遺忘。「那只是遺忘」他這樣說道：

我們曾經有過，但它終究會收場，
自始至終都在與一場獨特的努力相融相伴
要催開那朵存在於此的百萬花瓣花朵。

19 譯註：Philip Larkin：二十世紀後半葉英國著名詩人、小說家、爵士樂評論家。

感覺就像遠處敲響的鐘聲，像是同伴的報信從你原以為是個沙漠或深淵之處傳來。頓時間，我感覺不孤單了，我感到歡喜，一切都很柔和，充滿回聲與共鳴。然後，我想起了另一首詩中的一句話，是來自傑克．安德伍德[20]的詩，描述了懷抱新生嬰孩的歡欣：他寫道「我能感覺到我的襪子存在於此」。當我閱讀時，即使我沒穿襪子，都能感覺到襪子存在於此。詩可以變成足以翻轉世界的詞語，太小的翻轉不足以引起公眾的騷動，但足以碰撞孤獨生活的一小部分使其偏離軸線，這麼一來，它就永遠不會完全一樣了。現在正是這句話——「存在於此的百萬花瓣花朵」——打中我的軸心。這麼多年來致力於佛教、印度教和基督教的教義，試圖讓自己抵達某種自我的終點線，拉金的箴言是直抵脈絡的類固醇。我已超越過去那個努力的自己，並到達終點線——這當然是不存在的，事實證明那只是個不斷重新補足的起點。我的人生，整個人生，在快速播放的成長影片中展開，像是永遠不會結束，而這就是人生的把戲——看起來如此豐富，即使我們正目視著死亡在周遭發生，它還是在我們耳邊低語著全然甜蜜的廢話。

大約三點半左右我回到床上。整個晚上已經堅持了這麼久，某種程度說來，感覺平靜無疑是睡覺的好兆頭，而且，我很冷。回到床上，舒適地躺下來，有幾分鐘的滿足感讓我想起過去總是這樣。我曾經很愛睡覺。現在想起來了。我的人生，如此曲折、反覆與尋覓，沒有什麼比存在於此的百萬花瓣花朵更複雜或更簡單了。我想我還活著，彷彿我剛剛發現了一個非凡的事實，我能感覺到我的人生存在於此。

20 譯註：Jack Underwood：詩人及評論家，現任職於倫敦大學金匠學院高級講師，主要教授創意寫作課程。

十五、母親的歌

——〈你心中的風車〉

這時：我的母親。當她做家事時，會唱著〈你心中的風車〉（The Windmills of Your Mind），擦亮她那銀色的枝狀燭臺，以及同色系的銀色酒杯。小小的我，聆聽著。

旋轉，像是螺旋裡的圓圈，像是輪子內的輪子，轉個不停地捲軸，沒有開始或結束。

隨著這些重覆和旋律，我腦子裡對這些尚無法理解的詞義有所反應，彷彿沿著一條曲折的小路繞著山蜿蜒而行。客廳變得奇怪，我在木製推車上裝滿彈珠，調整瓷製馬車上的韁繩——這是八〇年代每個家中都會有的馬車裝飾品——達達地騎著馬，往市場去！我媽的哼唱如背景般引出不同影像。漩渦般流轉的水，就寢時間，柳樹，我們走進的樹林。**就像你隨著隧道進入它自身的另一個隧道**。這首歌的旋律盤旋不去，像鐘擺般來回擺動，來回擺動。那輛瓷製馬車緩緩行過我們淺綠色的地毯。

十六、無眠時的寫作創意發想

想著一個句子：

有一天我想寫一篇關於一個男人的故事，這個男人在搶劫自動提款機時，搞丟了結婚戒指而不得不回去，因為他的妻子，是一個可怕的人，其物質需求驅使他犯罪，如果戒指搞丟了，她無疑會殺死他。

一個帶有多個子句的句子，一個子句埋在另一個子句中就像俄羅斯娃娃。如果我們將每一個娃娃拿出來並排成一列，我們將會得到：

有一天我想寫一個故事。

這個故事是關於一個男人。

一個男人搶劫自動提款機。

一個男人丟失了結婚戒指。

一個男人為了結婚戒指回到自動提款機。

一個男人有一個妻子。
這個妻子很可怕。
這個妻子有很多物質需求。
這個男人被妻子驅使犯罪。
這個戒指一定不能搞丟。
這個妻子可能會殺了這個男人。

我們傾向於用多個子句，而非讓子句單獨說話，而諾姆・杭士基[21]稱之為「遞歸」，他認為這就是人類語言的定義。它反映了我們將想法定位在想法中的獨特能力，從即時到抽象，再到無限多的其他位置和時間。螺旋中的圓圈，輪子內的輪子，跟著走到隧道自身的隧道。理論上，一個無限長的遞歸語句是可能的，杭士基這麼說；頭腦將一種想法嵌入另一種想法的能力是不受限的。我們的

21 譯註：Noam Chomsky：美國語言學家、哲學家、認知科學家、邏輯學家、政治評論家

語言是遞歸的，因為我們的頭腦是遞歸的。無限地自轉。

但另一方面，隨之而來的是對巴西亞馬遜皮拉罕族進行的研究，他們沒有遞歸語句。他們的語言不可能讓他們說出我上述的句子，甚至像**下雨的時候我會躲雨**。對皮拉罕人來說，一定就是**下雨**。**我躲雨**。他們不會在想法中嵌入另一種想法，也不會在一個句子中從一個時間或地點移到另一個去。

下雨的時候，除非我躲雨，否則我會被淋溼。

除非我想被淋溼，否則下雨的時候我會躲雨。

為了在下雨時我保持乾爽，所以我躲雨。

對於皮拉罕族來說，沒有這樣的句子——沒有從一個假設到另一個假設這種變動的範圍。取而代之的是，**下雨**。**我躲雨**。或，**我躲雨**。**我不會淋溼**。或，**我躲雨。我保持乾爽**。

皮拉罕人似乎沒有抽象的能力。他們似乎極端就事論事——當透過電腦遊戲學習新語法時（當一種句型出現時，他們必須預測螢幕上的猴子圖像會往哪裡走），幾乎在任何情況下，他們都會失敗，因為他們無法把猴子當成是真的，因此，也就不在意猴子接下來會怎麼做。他們變得對圖像或螢幕上的顏色著迷，並且分心。其中一人還在測驗過程中睡著了。「他們不做新的事情」是丹尼爾・艾弗列特[22]一再的主張，他是唯一堪稱知道並理解皮拉罕語言和文化的西方人。他們不講故事。他們不做藝術。他們沒有超自然或玄奧的信仰。他們沒有可以追溯至一到二代以上的個人或集體記憶。他們沒有固定的顏色字詞。他們沒有數字。

然而，他們是一群聰明、靈敏、能幹、機智的人，是世上倖存下來的僅有部落之一，主要在叢林生存，沒有對現代世界做出任何讓步。一頓飯可能需要從剛殺死的老鼠身上吸吮腦漿。房子是由棕櫚樹的葉子或皮革跟地上的四根柱子串在一起組成的。他們沒有財產。他們的語言可能需要用說的，但也可能是藉由吹口哨、歌唱或發出嗡嗡聲。而他們當下的經驗似乎是絕對的。艾弗列特寫道：「難以形容皮拉罕人看到獨木舟繞河而過的興奮之情，他們認為這幾乎像是進入另一

22 譯註：Daniel Everett：美國語言學家和作家，以對亞馬遜盆地皮拉罕人民及其語言的研究而聞名。

個空間維度。」[23]

艾弗列特經常聽到一個皮拉罕單字，但無法推論其含義：**伊比皮歐**（xibipiio）。有時是名詞，有時是動詞，有時是形容詞或副詞。如此這般地，伊比皮歐是往上游而去，伊比皮歐是回來，火焰是正在伊比皮歐。隨著時間的推移，艾弗列特意識到它是指定了一個概念，像是進出經驗——「跨越經驗跟非經驗之間的界限」。此時此刻不在的一切，都會從經驗中消失。它伊比皮歐，然後一次又一次地回到此時此刻的經驗當中。沒有「那裡」或「那時」，只有正在此時此刻進與出的伊比皮歐。

皮拉罕語沒有過去或未來的時態；該語言有兩個類似時態的形態——遙遠的事物（不在此時和此刻）會附加-*a*，近處的事物（此時和此刻）會附加-*i*。這些形態與其說是對時間的描述，不如說其內容取決於說話者的直接經驗。皮拉罕語不像幾乎其他所有語言那樣，將經驗放在過去—現在—未來的連續體上。在英語中，我們可以將事件精準地放在連續體上：已經下過雨了，下雨了，下過雨了，下雨，正在下雨，將會下雨，將會下過雨。皮拉罕語只會說雨在（這裡）或不在。

然後，他們可以修改動詞以修飾對其提出的聲明。如果他們「晚上下雨了」，「雨」這個動詞將被修改為三個形態之一，以傳達他們如何知道下雨，即他們是否聽說過（有人告訴過他們），推論（在早上看見地上是溼的），或者自己親眼目睹。皮拉罕的語言和文化不僅是文字上的，而是以證據為基礎。你怎麼知道發生了什麼事？如果傳聞的消息來源變得太長，涉及太多遠離經驗的步驟，那麼這件事就不再是重要的，不值得一提或回想。這就是為什麼他們沒有世代相傳的玄奧信仰或集體記憶，以及可回溯至數個世代前的故事和神話。

這是怎麼回事，要如此牢固確立在此時此刻。真是的。我們是，我是，混亂分散在時間裡，橫衝直撞。我可以在瞬間躍至三十七歲；我可以再次回到六歲，

23 這裡與書中每一個艾弗列特的引文均出自他的論文〈皮拉罕語的語法和認知的文化約束〉（*Cultural Constraints on Grammar and Cognition in Pirahã*）。如果你覺得皮拉罕語很有趣的話，則此論文和他其他著作都非常值得一讀，在闡明部落文化和語言方面比我嘗試要表述的要清楚許多。

聽媽媽一邊唱歌，一邊擦拭她珍愛的銀色枝狀燭臺，那燭臺使她想起她沒能擁有的生活。現在我可以閃避到自身另一個可能的版本，一個能做出不同的，更好的決定的人。我可以把整個生命都投注在「如果」這個擺盪的樞紐上。我的人生是何時，直到，昨天，明天，一分鐘前，明年，然後，再次，永遠，以及從不。

英語裡到處都是時間，最常用的單字中約有百分之十在表達時間。皮拉罕語幾乎沒有可用來描述時間的詞語。這些就是全部：另一天；現在；已經；一天；晚上；退潮；漲潮；滿月；在白天；中午；日落／日出；清晨；日出前。他們的話實際上是描述性的——白天是「在太陽下」，中午是「在大太陽下」，晚上則是「在火邊」。

那麼，難道皮拉罕人並未經歷整個時間片段和流動？如果他們只能說「另一天」，那他們是不是無法將「昨天」和「一年前」視為不同的東西來體驗呢？如果一種語言中不存在某種東西，它是否也不存在於使用這種語言的人的腦袋中呢？

當我試著教授日本學生完成式時總覺得納悶；日語中沒有完成式。當我教我

已經吃過了這個句子時，得到的回應是一臉空白，茫然不解。為什麼不說**我吃了**就好？當你可以說**我去歐洲**時，為什麼要說**我去過歐洲了**？我試著詳述：**我吃了**（之前，有時你需要具體指出時間——今天早上，昨天一整天）；**我吃過了**（直到剛才，我還是很飽）。一臉空白，茫然不解。在完成式中，一段時間是開放的，過去，不是與現在分開，而是延續直到與現在相連。我吃過了；我們跳過了一整晚的舞；已經過一年了。難道日本人沒有經歷過這樣的時間區段嗎？還是說他們用其他語言學的方式，或藉由推斷上下文來處理？

艾弗列特將皮拉罕的生活模式描述為「活在當下」。如果你活在當下，就不需要語言上的遞歸，因為他們在概念上沒有根據時間秩序，或是因果關係，或是假設結果，去將想法或狀態結合在一起的需要。如果你只生活在現在，就不需要過去或未來時態。你不需要龐大的字彙量，試圖沿著遙遠過去到遙遠未來的橫向連續體，來標定時間的實例。這種連續體亦具有極大的彈性，可以延展成虛擬時間的垂直平面，形成一種和空間相交的時間，或者一種到處發生，真實或想像的時間。

成為皮拉罕部落的人會是什麼樣子？不去經驗這種連續體會怎樣呢？一個人的腦袋，如果不成為無限遞歸的輪子中的輪子會怎樣呢？甚至只是想像有這樣一種生活方式，在某種意義上，這感覺都像是一種極大的解脫，但這也使人覺得不太像人。然而，皮拉罕人就在那裡，跟所有人類一樣都是人。我無法想像。我無法想像除了被時間淹沒之外，還能怎樣呢？時間，在每個細胞裡滴答作響。

時間總是讓我感到如此鮮活和陌生；即使當我還是個孩子時，聽媽媽唱著〈你心中的風車〉，我知道有奇怪的事情發生了。我的雙手，將彈珠放入及拿出馬車，會感到一股溫暖，以及脹至十倍大的感覺。我知道這首歌講的是某種無法捕捉但私密的東西。我們的思緒迷失在空間和時間之中，或者並未迷失，我不知道，也許當你走進夠多的蟲洞和黑洞，了解到夠多新的現實，就不會再有迷失的問題了。只有當你陷在黑洞和蟲洞中時，才會開始感到迷失。

有時，時間之於我，是一種具有某種黏度的介質，像水、像油或泥，取決於它對我的影響。我以不同的難易程度遍歷它，並且意識到隨著年齡增長，它變得愈來愈笨拙，愈來愈不一致。我看著它重組我的臉和身體，外形產生了變化——

年輕的柔和線條變得年老而苛刻，年輕的苛刻線條變得年老且柔和。我看著它摧毀我愛的人。有時候，這就像當我絕望地渴求某事發生並厭倦了等待之時，我才開始經歷時間。然後，我看著時鐘，秒針似乎在每個移動之間有著長而停留的顫動。其他時候，它繞著鐘面移轉，迅速整齊，彷彿受順風之助。

如此豐富，如此的多；就像一張單人床上的特大號羽絨被，我可以滿把抓。接著，就像在貧瘠的土地上扒挖；卻不足以完成任何事情、做任何事情。它是黑暗。我的人生就像置身其中的體現，來來去去。它是一匹我必須套捕的馬，我是那匹被它套捕住的馬。

奧古斯丁問：時間是什麼，只是一場虛空？「不再」和「尚未」，被消逝中的當下所分隔。那麼皮拉罕人是不是正活在一個消逝的當下裡？一整夜，我想著這個問題。我試著想像一個沒有敘事的生活，這份想像在夜裡比較容易，因為夜晚本身就是無敘事的——時間流動的方式，不像小溪在某處流淌，更像是水在淺池裡沖刷，直到突然間水池的水被排乾了，而天亮了。他們是嗎？皮拉罕人，活在消逝中的當下？

除了技術層次以外，我不知道奧古斯丁是否正確；過去本身或許「不再」，而未來本身「尚未」，但是，我對過去的想法和感受就在這裡，就在現在，正如我躺著不眠，想起了我童年時的床，像是一艘划船，或想起母親在唱歌，我對於未來的想法和感受就在這裡，就在現在，正如我想像接下來這幾年，整夜都處於清醒，擔心和疑惑並且再想像著更多年之後。如果過去現在存在我之內，就不是「不再」，同樣的，未來也不是「尚未」。兩者都是現在；在想像中，是的，但透過想像它們如同物理事實來到我的神經通路裡，並進入我的情緒中，其想法和強度影響我心跳的速度和呼吸的節奏。醒著躺在這裡，面對一個將帶來更多年清醒著躺在這裡的未來，我已握拳要保護自己；我的手掌上有很多指甲刻出的小月亮，這些小月亮不是「尚未」，它們就在這裡，我對未來的恐懼真的造出了它們。未來就是現在。

至於持續消失的現在，嗯，它也是現在持續的誕生。鮮活的誕生，來自活生生的現在；沒有死亡，沒有中斷。在我看來，現在是一切事物中最大、最可預測和最持久的事。這問題不僅只是：時間是什麼，只是一場虛空？更重要的是：時間是什麼，只是一個頑強的東西？一堵無法攀登的當下之牆。當我想到皮拉罕人時，我無法想像他們瀕臨崩潰的邊緣，每一步都帶有一種存在的眩暈。我想像他們釣魚，將動物剝皮，喝酒，彩繪他們的臉，搭建遮蔽的地方。**下雨。我們保持乾爽。**我感覺，他們的此時此刻如同一塊磚般堅固——**下雨**——放上另一塊——**我們保持乾爽。**

像皮拉罕人一樣生活和思考**會是**什麼樣子？在一個不斷地伊比皮歐進行式的世界？沒有因為時間所導致的事件瘋狂纏繞，所有事件都連接並牽動至下一個，一個事件導致另一個事件，一個事件歸咎於另一個事件，一個過去的傷痛封存在現在的傷痛中，並造成未來的傷痛；沒有。從經驗到非經驗，沒有任何事情能夠跨越這條界限。事情只是消失了，並在河彎處重新出現。

很久之前，在我二十出頭的時候，曾經有過一次病痛，是腎臟感染；發生在我身上那幾乎是幻覺般的痛苦時刻，讓我得以用某種方式經歷了我的狗在遭受同樣痛苦時所經歷的感受，或者這是對於牠那份痛苦的一種補償。感覺我的腎臟脹得像顆橄欖球，那股疼痛扭曲並綁架了我的知覺。那份燥熱、堅實，源源不絕的痛楚，使我幾乎無法動彈。接著，一天晚上，我躺在客廳地板的臨時床上，我以為我死了。所有疼痛突然間消失了，我的身體雖然沉重但又輕盈，就像充滿空氣的肺，當我移動手臂看著我的手時，是全然的平靜。我死了嗎，我問，我死了嗎？我也不知道，我只是好奇，一點也不害怕。

我看著螢幕上正在移動的時鐘，我不知道這意味著什麼。它可能是在另一個世界裡移動。數字只是數字。它們與我毫無關係。它們不是使勁朝著前方，只是事情輕輕地改變，重新排列，就像雲朵重新排列一樣。而它們在浩瀚的靜止中重新排列。它們是伊比皮歐進行式。只有：我在這裡。然後：我在這裡。然後：我在這裡。

這類似於皮拉罕人的時間經歷嗎？這就是舞蹈所在的地方，當我們像迷惘的青少年在讀《四首四重奏》（*Four Quartets*）時，T. S. 艾略特告訴我們的關於舞蹈的事？**在這靜止點上，存在著舞蹈**[24]。在那個沒有疼痛的夜晚注視著螢幕上的時鐘，是我所感受到最平靜的時刻，但這裡有的是舞蹈——我感到一股極度飽滿的生命力，即使我以為我已經死了。我想，我所感受到的這股生命力，是發生在突然靜止之下的一些殘響。而事實上，我可能死了的這種感覺源自於活著的新的意識——不是對於做這個或做那個的那種普遍意識，或是對於我腎臟的痛，或者感覺倦意或躁熱，而是意識到有個東西超越這一切，是活著的，那個東西就是我。現在，在沒有任何疼痛，倦意或躁熱掩飾之下，我可以直接地確知，而現在我既知道了它並也明瞭了不是它的可能性。生與死是一個連續表面球體。

那天晚上，我看了幾個小時螢幕上的時鐘，只是看著分鐘以一種合理、可預測和持續的方式均勻地一個接著一個走的情況，終於，我懷疑自己已經死了。我看著時間數字顯示器上的雙重運轉——分針在累積中起伏不定又被敲回歸零，和時針穩定積累，一個疊加在另一個之上，在這種持續，沉默的雙重推動之下，我的平靜被侵蝕了，這座堡壘已被包圍。

在這些侵蝕中，疼痛慢慢地進來，接著是又渴又疲倦。我再次感受到時間的

24 譯註：〈焚燒的諾頓〉（Burnt Norton）是T. S.艾略特《四首四重奏》中的第一首詩，全詩中心內容在於時間的本質和救贖。

重量，它持續不斷的嘮嘮叨叨。時間用腳趾尖踢、踢、踏的走入。時間分隔生與死，鬆開兩者的擁抱。時間，不是生命，是我們的生活。時間，不是生命，是一種耗盡。時間將死亡推到我們可見之處，然後供予自身有限的保護。時間是恐懼和絕望的溫床。

皮拉罕人會睡不著嗎？他們會擔心嗎？他們曾經不安的踱來踱去嗎？我現在想，那時是晚上了，充滿著絕望的憤怒。那是星期二晚上而現在是星期三早上。星期二已變成星期三，中間沒有一絲睡眠將這兩者分開。我是如何度過這四十小時的？所有這些夜晚與白天的分分秒秒，時間活生生的把我嚇到投降；我放棄，我向著黑暗說然後向著晨光說，我放棄。

我說，**我整夜都醒著，而現在是早上了**。恐慌層層堆砌，一個悲慘的故事正在開展。**我整夜都醒著，整個漫長的夜晚，現在是早上了。星期二，我沒睡覺，而現在，是星期三了。**

現在是晚上。我不睡覺。現在是早上，皮拉罕人這麼說，我現在寫下的這句話，這些遞歸，對他們而言，都是不可能發生的。對於過去只是一閃而過的經驗的他們而言，已過去了。

他們可能會說，**現在是星期二**，根據事實且無遞歸的輕鬆不費力，沒有時間的風轉動他們想法的風車。**現在是星期二。我不睡覺。現在是星期三。**

十七、清醒夢的威爾斯遊記

我們將要去威爾斯。

我們將不會帶太多東西，就只裝滿整台車。現在是一月。我們將在海邊散步。我們將在海裡游泳嗎？潛水衣帶了，玩牌，帶上拼字遊戲以防萬一，筆記型電腦，書籍，雨靴，登入Netflix，洗衣粉，打火機，木材，相機，自行車。不要自行車。自行車。決定帶自行車了。任何人都可以睡在威爾斯。那裡既黑又冷，而且無事可做。我們將睡在威爾斯。為英格蘭而睡。

我們將聽到溪流聲，在早上，我們將從黑暗中隨意停車的地方朝外看去，依然看不到溪流，但我們將聽到它，我們將看到雨。我們將點燃柴火。火柴。火柴。火柴？我們將走去商店買火柴。我們將點燃柴火並看著火焰，我們將覺得像泰山和珍。我是泰山，你是珍。

我們將依照我們的食譜烹飪：星期一義大利麵，星期二辣肉醬，星期三烤馬鈴薯，星期四又是義大利麵，星期五咖哩。我們將不會煮咖哩，因為什麼香料也沒有，我們將用義大利麵醬汁替代。又是義大利麵。星期六不煮。星期日又烤了馬鈴薯。星期一重覆。有紅椒粉。我們將把它加進所有東西裡。我們將榨紅蘿蔔汁：八根紅蘿蔔，兩公分的果汁。我們將榨紅蘿蔔汁。我們將不會再榨紅蘿蔔汁。

我們將在懸崖上散步。我們將把圍巾圍在頭上防風。我們將在洶湧的大海上方走上數小時。我們將看到一隻海豹，不，是一隻海獺。一隻海獺？一隻海獺！我們將看到一位在海灣游泳的人，然後假裝因為沒帶潛水衣感到惋惜。我們將想到它們像新年新希望一樣的掛在家裡。我們將看到蒼鷺，將會因沒有麵包而讓一隻天鵝感到失望。我們將後悔沒有為自己和天鵝帶點食物。我們從不會帶著食物，為什麼我們從不帶食物？有一天，我們將買一個適合的保溫瓶用來保溫。我們將買北歐式健走手杖和綁腿還有一隻拉不拉多。總有一天，我們將在海邊生活。

我們將看雨。我們將聽到雨聲。我們將看到雨，我們將看到雨把田野變成湖。我們將會淋溼和被牛糞濺了一身。我們將看到溪流湧上橋面。我們將開兩小時的車去看一間我們永遠不會買的房子，並且由於道路被洪水淹沒，而不得不在最後的半英里前掉頭。我們將不會買那個房子，我們將這麼說。洪水氾濫。

就在黃昏之前，我們將開車進入一個擁有驚人椋鳥空中群舞奇觀的自然保護區。我們將在冷冽的仲冬灰色中等待二個小時，看到一隻藍山雀和兩隻啄木鳥。然後天將漸黑，我們將回家。不是家，但也是家，可以這麼說。

我們將工作；我們將各自消失在螢幕世界裡，我們將浮出水面加一根木柴進火堆，我們將打開暖氣，我們將感覺不好又把它關掉，我們將聽著柴火燃燒的嘶嘶作響，我們將重新把暖氣打開。去商店：一些難吃的麵包和更多的火柴。守護者將火焰熄滅。我們將調查花園裡那艘翻過來的船，某人的小神靈聖壇。貝殼，石頭，塑膠人偶，一條繩子，香爐。我們將為一隻鳥爭論不休。紅腹灰雀。才不是，是蒼頭燕雀。紅腹灰雀，不夠粉紅。是母的。蒼頭燕雀。紅腹灰雀。蒼頭燕雀。你被騙了。隨便啦。我們將沉默地玩二十一點。你將贏了，你將贏了，你將贏了。我將贏了，你將贏了。

我們將上床睡覺，我們將挑選房間。這晚是這一間，那晚是那一間。我們將躺在完美的黑暗中。這黑暗是完美的，我們將這麼說。是的，完美。我們將不會想到此時經過我們家臥房的三號公車，我們將不會想到那些飛機、火車、鄰居鍋爐的嗡嗡聲。

我們將納悶為什麼風的呼嘯和雨的滂沱感覺起來像是寂靜，有時候——睡不好的夜晚——我們會醒來，凌晨三點，凌晨四點，與惡魔纏鬥。我那該死的父親，我將會這麼說，突然之間記憶不經意湧現。我該死的父親殺了我的狗。他用他的酗酒和拳頭趕走了我的母親，還殺了我的狗。然後我們將看著黑暗和寂靜吞噬憤怒，我們將看向窗外，落入一片美麗無休止的雨聲，沙化木頭的氣味，遼闊的晨曦，溪流的翻攪。我們將會納悶為什麼這裡感覺比家還像家。為什麼在這裡醒著躺在床上會帶來小時候的記憶。為什麼醒著躺在床上有它獨有的恩典。為什麼當睡眠來臨時是深長和無夢的。

我們將收拾打包上車。我們將所有東西亂塞在完全沒動過的自行車四周。下一次，我們將說起，關於潛水衣的事情。我們將一早就離開，在天亮之前，在知更鳥和紅腹灰雀或管它叫什麼的都醒來之前。我們將開很長一程路，再看一次大海；我們將會想知道大海究竟是什麼。然後我們將驅車回家，盡最快的速度趕在交通擁堵前，我們將播放音樂並靜靜地跟唱。車上唯一的音樂是九〇年代的，來自還有CD的年代，帶著嘲諷，我們將假裝聽著過時的音樂。我們將各自祕密地欺騙自己，說是我們回到了過去，在我們多樣而遠近的過去。我們將看著雨刷刮——刮——刮地回撥雨水。無盡的雨，我們將唱歌，無盡的雨。

十八、失眠小說

——《愛的繁衍》I

愛的繁衍。誓言，信任和婚禮樂隊，漫漫長夜醒著陪伴孩子，多年的奉獻，盡最大的努力。現在，突然間他在想。他出於某種原因想到了山丘，不是山脈，而是坡度小的山丘和雷雨，還有大衛．鮑伊一頭飄逸長髮在柏林的登台演出，《費拉拉文藝復興時期的婦女》[25]，打鼓聲，二十鎊的紙鈔從自動提款機噴湧而出，他的母親在海邊，詹姆士確切的笑容，詹姆士現在正在他面前，看著他就像有東西奔湧而過，一陣風吹開了許多扇門。就是這種感覺。感覺他所有的門都被吹開了。

／

七月初的一個星期二，剛剛過十點，晴朗明媚的一天。他等著綠燈要穿越馬路。他通常會迂迴穿行，雙手放在口袋，直視前方，但在此刻，他成為一個規避風險，守法的公民——不是看起來像是，而是成為。

總而言之，他因而爭取到一些時間。他很容易嘔吐。他上一次有這樣感覺是在他十三、十四歲時參加四年級的低音管考試。低音管，並不是他的主意，而是一位強勢的音樂老師為他做的決定，藉以得到更好的人生前景——每個人都想成為一名鋼琴家或小提琴家或大提琴家，但並沒有很多人想成為一名低音管演奏者。她說：這樣會有更多進入管弦樂團的機會；想像一個男孩從這裡進入一個管弦樂團。但他在四年級兩次考試都沒考過，第三次通過了，然後，就放棄了。

現在有相同的嘔吐感；不只是緊張，而是感覺在扮演一個不是他的角色，不像他自己。然而，這麼一來也讓事情變得容易些。他可以說服自己這並非他所為。

現在購物中心裡比較繁忙，但他們正希望如此。在他的右邊上方是對著入口的監視攝影機；由於看著監控螢幕多年，他知道在攝影機下方有個視線盲區，於是他鎖定那裡，那個最狹窄的銀色空間。他馬上就看到了，那台提款機，就在左側，彷彿它是整個地方最大，最顯眼的東西——彷彿它是那裡唯一的東西。有人

---

25 譯註：The Women of Renaissance Ferrara：英國BBC廣播電臺節目。

正在使用它。他走過去排隊，沒有四處環顧看看其他人在哪裡。他知道他們在那裡，穆爾、連恩和詹姆士的朋友，保羅——他們將會從不斷移動的紛嚷人群中出現；他們會出現的，他知道。

正在使用提款機的那個女人花了很長時間。它吐出她的卡，她再換另一張卡重新操作，然後她把時間浪費在螢幕上的餘額，遲遲無法決定要領多少出來。他不是故意要看，只是不知道該把注意力放在哪裡。這台機器上沒有攝影機，它太老舊了，這也是他們之所以選擇它的原因之一。在他身後，他可以感覺到其他三人排成一列，他可以感覺到他們。他們一下子全部出現的方式使得現在有四個人在排隊，足以讓其他人移往十公尺外的另一台機器。

她結束了，終於，然後她將自己的卡和現金塞進一個裝滿東西的手提袋中，沒有拉上拉鍊，他心想，這會是一個有機可乘的邀請，他想提醒她將拉鍊拉上。他通常會這麼做，人們說，他總是這樣——關照著所有人。她離開後，他走上前去，假裝要把卡從皮夾裡拿出來。在他身後，此刻連恩會打電話給詹姆士。按下通話鍵，隨即掛斷。而詹姆士將開始用他的電腦設法讓事情成真。所以，問題就在於等待了，假裝按按鈕想做什麼，偽裝受挫沮喪。

到現在一定快一分鐘了。他聽到一個聲音，穆爾的，在他身後的排隊隊伍中。**快點，老兄**。他轉過身來。**抱歉，我的卡有問題**。他說，然後看到穆爾在那裡，還有另外兩個人，只是瞥見他們，就感到如釋重負。出自一種同伴情誼，他想，然後想知道這個詞是從何而來的。有個正考慮要排在隊伍後面的女人氣呼呼地走掉了。

接著呼呼運轉聲開始了，蓋口開啟，出來了。首先是二十鎊紙鈔，速度令人眼花撩亂。至少，在他看來是這樣的，朦朧的淡紫色紛紛浮現，令人眼花撩亂。這台機器以一種為了他竭盡所能將自身掏空的方式運轉著。他把手指夾在洞口以便握住湧出來的鈔票，讓它們形成一小疊，然後將一整疊捲進（熟練地，他練習過了）他的手掌中，並將第一大疊放進他夾克的內袋裡——流暢無比，就是這樣。不慌，不忙。冷靜平穩的好像什麼都沒發生。三疊、四疊、五疊；它們從口袋掉入夾克內襯裡；還有很多空間，很多很多。接著出來的是十鎊紙鈔，代表機器裡的二十鎊紙鈔已經被榨乾了。

他呆住了。他的恐懼消失了，並因此感覺到自己身在何處。時間既是停止也在加速；他在那裡幾秒鐘、幾個小時、幾個月，幾年了。他可以站在那裡一輩子，看著那些鈔票自己送到他的手裡。感覺就像某種美麗的，真正美麗和完美的，祈願的實現。這甚至跟錢無關，而是感覺到一切都很美好，沒有什麼能夠傷害他。

然後它停止了，錢停下來了，他把最後一疊錢放進口袋。是機器空了，還是詹姆士讓它停下來？不管怎樣，都結束了。突然間他的雙腿發軟，耳朵聽不見，只剩下白噪音，原本幸福的感覺變成一片空白，接著迅速轉成腎上腺素。他的心跳加速。他逗留了一會兒，然後走開了。

十九、每個夜晚都是一場戰役

我能夠逃離此事嗎？劍已垂下。沒有任何事情能讓我安心——每一天都會出現新的威脅：夜晚。每個夜晚都是一場戰役，絕大多數是輸了，而任何的勝利都只維持一天之久，直到挑戰者來臨：下一個夜晚。我好害怕。我了解人們為何會自殺或崩潰。我了解生命的無望。我渴望再次成為孩子，去相信，在平靜和安康中得到撫慰。

我不能向妳保證，妳必須學會自己站起來，妳必須學會改變妳的想法。

無法。做不到。

必須做到。

二十、迫切的失眠提問

為什麼電視上有那麼多節目的標題都帶有「祕密」這個字？《狗兒祕密生活》《五歲兒童的祕密生活》《愛爾蘭的祕密歷史》《動物園的祕密生活》《地下英國的祕密》。如果每個不同的節目都一心想要公開播出，那就不是什麼該死的祕密啊？我不知道ＢＢＣ或ＩＴＶ裡頭怎麼會沒人理解「祕密」這個字的含義。難道狗有內心活動對我們來說就叫祕密嗎？難道在到處遊蕩時，牠會私下竊笑，會試圖逃避理解嗎？愛爾蘭會這樣做嗎？動物園會這麼做嗎？

親愛的ＢＢＣ，它們不是什麼祕密，那只是我們未必能理解的事情。在您能夠釐清這個區別之前，我將拒付我的電視費。

為什麼電視上有那麼多節目的標題都帶有「不列顛」（Britain）或「英國」（British）這個字？《維多利亞時代如何建立英國》《大英橋》《大英烘培大賽》《亞瑟王的不列顛：真相揭祕》《英國警察》《石之浪漫：英國雕塑的黃金時代》《不列顛最古老的家族生意》《大英縫紉大賽》《地下不列顛的祕密》。我們知道了。我們生活在不列顛。大不列顛。大英不列顛。我們知道了啦。

為什麼「英國脫歐」（Brexit）要被稱為「英國脫歐」，又不是「不列顛」要退出歐盟，而是整個「聯合王國」。為什麼不叫「聯合王國脫歐」（Ukexit）？永遠不要相信標籤不正確的東西。甚至連這個騙局的名字也是個騙局。甚至連這個名字也都是個爛秀。一個萬能的、過分的，無止盡的爛秀。

為什麼我會寫起這個關於一名男子搶劫提款機且把結婚戒指弄丟了的故事？這名男子是我腦海中冒出的一個關於遞歸的例句。他來自何處（他藏在我顱骨的哪個裂紋之中）？你有辦法搶劫提款機並成功脫逃嗎？他成功脫逃了嗎？這名繼承了我爸爸對大衛．鮑伊的愛，這名無害的正派人士，這名看起來像是我爸爸某位老友的男子，他真的這樣做了嗎？這不是在推崇他的信譽嗎？他甚至連個名字都沒有。

這個故事**正往**哪發展嗎？

為什麼露營拖車要被稱為飛馬座、飛燕，獨角獸？我從沒看過比這不輕快的東西了：一個巨大的立方體，沿著慢車道用它窄小的輪子緩慢地搖晃。這就好比叫一台購物推車伊卡洛斯、航海家，燕子號一樣。

二十一、人生最後一日的遐想

我繼父在這世界上的最後一日，是在愛爾蘭的海邊和海岸森林中散步度過的。那不是他在地球上的最後一日，但那是他最後一次看到醫院之外的世界。他和我媽媽走過的地方，是遍布著黑色，橙色和灰色花崗岩的白色沙灘；海水來回沖刷著半島及河口深處，海灘被沙丘所取代，沙丘被滿是蕨類植物、苔蘚、古老鈣化的樹根和松樹氣味的森林所取代。

這就是我繼父那天所看到的一切。他吸進的最後一口戶外空氣再新鮮不過。五月下旬的愛爾蘭西北端，整片土地是無止盡的陽光普照，他眺望著喧鬧的大西洋。然後在晚間稍晚，返回我祖父母的小屋，他說他覺得快要感冒了，也許是流感。我媽媽出去幫他買比徹姆感冒散劑（Beechams Powders），他相信這可以治好任何病。那天晚上叫來了救護車。兩週後，在歷經兩家不同醫院的加護病房之後，他去世了。

我表哥的最後一日是騎自行車度過的，在一個星期六的早上騎七十英里，他獨自騎行，在此之後沒有人與他聯繫。在接下來二十四小時內的某個時刻，他去世了，星期一早上，他的老闆打電話報警，於是他的屍體被警察發現了，老闆之所以會擔心，是因為他沒有去上班，他從未曠職過。

我會盼望自己的最後一日是自由自在的行動——像是在海邊散步，騎長程的自行車，做我喜歡的事。為了我的繼父和表哥，我希望是充滿喜悅和歡樂的散步和騎車。他們兩人都不知道這是他們最後一次做這件事，如果他們能知道的話，是不是就多少能享受一下這件事呢？終究，每件事都有最後一次做的時候。在我們還沒意識到這一點的情況下，肯定有許多事已經落入這個範疇了。

最終的行為變得神聖。如同我繼父那天的散步。當我們去愛爾蘭時，幾乎總是走著相同的路線。我們面向大海，因為那是他最後看到的海。我們在沙灘上寫下他的名字。我們每一個人都在內心反思，有一天我們將再也見不到這個地方了。這是個沉悶的衝擊。

如果最後的終結使某件事變得神聖，那麼每一刻都是神聖的，因為每一刻都有可能是最後一刻。這是一種我們都太便宜行事的想法。將每一天都當成是最後一天，我們這麼想，然後我們沒有這樣做。

一切都是神聖的。只有當我們死去時，神聖才會被召喚出來。但一直以來，這始終都是神聖的，從來就是。

二十二、凌晨四點

失眠是恐懼還是焦慮？

凌晨四點：

然後進入那個溫暖時刻的繭，一個想法出現並開始展開：不要思考，它說，不要思考。

在我腦中的聲音，可能是我自己的聲音，我內在的聲音（但可能不是）端出了拉金。

存在於此的百萬花瓣花朵。

存在於此的百萬花瓣花朵。

彷彿它可以作為一種入睡的咒語，或作為我這一方絕不容打破的一場交易——拉金的詩使我敞開心，給了我平靜，而如果我將自由意志、耐心和平靜交付給這個世界，它應該給我睡眠，不是嗎？

失眠使我成為一個討價還價的人。我總是在找尋能夠拿來跟它做下一筆交易的東西，或能夠從它那邊拿取的下一件東西，或可以用來達成協議的一點優勢。當這些全都沒用時，它讓我變成一個乞丐。我發現自己在乞求它，希望它能夠給我我所想要的，為什麼呢？怎麼可能呢？失眠該如何給予睡眠？難道失眠不正是這世上最不可能用來乞求睡眠的一件事嗎？

任何曾經存在的平靜現在也都耗去了。躺著，不要動。經常有這種感覺：假如我安靜然後一動也不動，睡意或許就會潛入。這想法是從何而來？從什麼時候開始，睡眠似乎不是我的權利，只能像走私一樣偷偷摸摸地取得呢？

然後一個念頭：停止思考。你總是在思考。

然後一個念頭：那是一個念頭，停止思考的念頭。

然後一個念頭：那是一個念頭，一個停止思考的念頭的念頭。

然後一個斥責：停止思考。

然後一個念頭：**那**是一個念頭，還是來自高我的一個命令？

一個念頭：你以為你有一個高我？

念頭：我醒了。

我轉過身想再重新開始。我對自己生氣。拉金去哪兒了？我存在於此的百萬花瓣花朵在哪裡？四點整從布里斯托機場起飛的航班在遠處飛過的聲音。我突然感到，無比清醒。半醒半睡的身體，頭嗡嗡作響。

我打開燈，拿起我的電腦Google：**我醒著**。我不知道我期望Google會跑出什麼。但搜尋結果大多數都跟佛教有關，他們對清醒的這種幸福理解不可能是由一名失眠患者所體察的。於是轉而瘋狂思索那個深埋在腦海中意圖報復的小杏仁，那個罪魁禍首，杏仁核，今天我的催眠治療師粗略畫了一張圖，就把它畫在代表多方面問題的頁面正中心。

一篇文章解釋了恐懼和焦慮經常被混為一談，它們隸屬於杏仁核的不同部位——恐懼是自中央核產生，負責傳送訊息給身體做出快速反應——逃跑，呆僵，搏鬥——反之，焦慮是自負責情緒的區域產生，這是影響長期行為變化的部分。恐懼是對威脅的回應，焦慮是對感知到威脅的回應——其中的不同在於，一個是準備逃離此時此刻出現在你面前的劍齒虎（總是用劍齒虎來當例子），一個是準備逃離**萬**一劍齒虎突然出現在下一個轉彎處的這個想法。雖然恐懼很快就解決了——你會逃跑，搏鬥或被吃掉——但焦慮沒有這樣的解決方式。為了以防萬一，你需要保持警惕，以防萬一。永遠以防萬一。保持警惕會使得感知到的威脅看起來更加真實，這需要更加警戒的保持警惕。恐懼在威脅消失後結束，而焦慮，是在鏡廳裡運作，自我久存。正如一個朋友曾經對我說的：想像力是沒有恩惠的。你無法從不存在的攻擊者手中存活。

對我來說，現在，出現了一道謎題。那麼，是什麼助長了失眠——恐懼還是焦慮？焦慮，每個人都這麼說。我的催眠治療師說是焦慮，你躺在床上很安全，但心臟卻急速跳動，彷彿老虎在場。你必須學會根本沒有老虎。

但是確實**有**老虎：睡眠剝奪。睡眠剝奪不是感知的威脅，而是真正的威脅，像是口渴或飢餓。是這種不睡覺的**恐懼**，提高了心率，使肌肉緊繃；恐懼，而不是焦慮。這就是失眠棘手的地方，因為它把恐懼施展得像焦慮一樣。恐懼是對外部威脅的回應，而失眠幾乎是獨特的，它引起恐懼，然後造就外部威脅。害怕劍齒虎正是讓牠不斷回來的原因——不是似乎有回來，而是真正地回來。說「不要害怕」是沒有用的。你的臥室裡有一隻老虎，你應該要害怕。但，那又不是一隻你能夠藉由呆僵、搏鬥或逃跑就能克服的老虎，所以，你應對真正威脅的一切機制全都失效，而又引起更多的恐懼，讓老虎不斷地回來。一種歐幾里得式完美的惡性循環。

想吃安眠藥的衝動突然一股腦湧上；不想再去想杏仁核和老虎了。已經過四點，太晚了不適合吃藥。我已累到骨子裡並蔓延至每條神經末梢的尖端。我再度熄燈躺下，看到自己在黑暗中被追逐著穿越整座森林，多次跌倒使我的皮膚滿是割痕瘀傷。奔跑著，奔跑著，究竟要逃離什麼？究竟是什麼？我猜想，是死亡，如果你走得夠遠，那是每條恐懼之路的最終結尾。不存在於此的單瓣花朵，在我們出生的那一刻便在我們每個細胞中盛開。我的心不像夜晚剛開始時那般怦怦怦地跳；此刻，是更加緩慢沉重並且疲憊的跳動，我的胸和下臂周圍的肌肉酸痛。要逃離什麼？若轉過身，面對的究竟會是什麼？

於是我轉身站起來。那裡有個東西，但難以揣摩，而且我找不到字形容它。似乎是某種看不見的力量，彷彿在我細胞裡那小小的死亡電荷被磁化到我之外的一股力量；有一種靜態的感覺。我感到無比渺小。然後這股力量成形，變成天空中紅色的光芒，呈現出蜘蛛般的外星人形體，我沮喪地意識到，這是Netflix《怪奇物語》影集中的邪惡力量。原來我認真嘗試去理解與對抗的，竟是我所有想像力所能想出的，一場世界末日大火和外星人入侵的誇張B級恐怖畫面。

我開始懷疑《怪奇物語》的製作人是否有意將這系列作為對失眠的隱喻——這就是在另一邊的、黑暗而單調的世界，怪物在那裡等待，你必須用目光盯著。現在已經快五點了；我快速決定一下明天有哪些行程是可以取消不參加的。恐慌湧出。那些從夜晚開始直到現在都潛伏著的惡魔，開始列隊接近。我現在明白，當我在寫那些惡魔時，他們似乎是油嘴滑舌和懶惰的隱喻，但事實上，我確實感覺到有惡魔，也確實感覺到他們的前進，只是我知道他們是我自己心理的闡述。這是一種內部的破壞行為，是心智藉著實踐後果來合理化並控制這個可怕的後果。為此，它們同樣真實，它們甚至更加的真實。我感覺它們來了，並且無力阻擋它們。

當我還是個孩子的時候，我有一次發脾氣，那是一種自我加溫並愈來愈感無聊的發脾氣，就這樣持續了好幾個小時。我記得自己帶著含糊不明的痛苦坐在樓梯頂端，盼望著有人能來使我停下。

我的問題在於，我總是希望有人來救我。我是個膽小鬼，一直以來都是。

二十三、對於失眠的焦慮，我想從科學／宗教中找到解釋？

田納西，站在陡峭大石頭公園的樹蔭下，在六月的高溫中，叢叢橙色的百合花展露，昆蟲嘶嘶作響。

我的朋友告訴我，在她住的街坊，有個男人放棄篤信一生的佛教，只因在一次滑雪事故中，感受到自認為不可能會產生的憤怒。他的一生都在練習禪，以冷靜和同理的態度回應事物。然而，當有人滑雪撞上他的那一刻，他的反應是憤怒和指責，於是他放棄當佛教徒，轉而改信上帝。

我想像一本名叫《為什麼佛教徒不應該滑雪》的小手冊：**一般說來，佛教徒最好限制自己只參加好天氣的運動和娛樂，愈是長時間靜坐愈好。這就是為什麼佛陀總是經常坐著不動，我們從未見過祂在落磯山脈試圖要打敗地心引力。**

「為什麼？」我問。「為什麼他會為了一點厄運而放棄了一生的信仰？」

「因為他的憤怒，」我朋友說。「因為他感到的全是憤怒。」

「但我沒見過任何佛教徒說你不可以感到憤怒啊。」

「想像一下，你一生都在磨練自己的心智，以至於當麻煩來臨時可以無條件地做出反應，做出沒有下意識反應的反應，你懂嗎？不假思索的反應。這就是他做的，他的一生都在嘗試從自我更真實的地方做出回應。然後，當麻煩來臨時，他做了什麼？他最直接的反射動作，是憤怒，是責怪，而非真實。」

「如果他當下最真實的反應就是生氣呢？」

「他想要的不僅止於此。」

「為什麼？他想要的不僅僅是成為一個人並感受人類會有的情感？」

「是的——是的，比起總是受人類事物的微小所困，他想要的更多。」

「所以他改信上帝。」

「所以他改信上帝。」

我朋友和我交談不出六分鐘，談話就會變得深刻而有意義。無意義的聊天與我們無關。有一陣子，我們對這小地方的美麗之處感到驚訝，我們那綠草如茵的高原，隨後不知不覺走進樹木繁茂的林地。天氣真是熱啊。我朋友住在城市上方的山上，一座被分成幾區的山，其地景與那些擁有精心修剪的草坪、柱廊、陽臺，彩色灰泥的高貴房屋融為一體。紅雀在楓樹之間閃動著鮮紅。黃昏時刻，螢火蟲在林間聚集的黑暗中餘光飛舞。伊比皮歐正跨過經驗之門，來此，離去。我的朋友心懷上帝。任何她失去的，都存在於祂的永恆之中。她所有的大起大落和興奮都有一個著陸點：祂。她所有令人瞠目結舌的飛躍都有祂張開雙臂的承接。她所有欣喜若狂的高昂享受都在祂繩繫的安全裡。她生命中所有的一成不變都通向祂愛裡的瘋狂戲劇。我的朋友，正站在我身邊，將這一切，於此刻塞進她的血液和骨骼裡，脹滿她的心。

「有幅佛教的畫像，」我說，「那是一幅壁畫，一條巨大的蛇，從火焰中噴出，分叉的舌頭末端，一位和尚在冥想。那不是關於和平，寧靜的生活，不去感覺事物，不去經驗事物。那是關於大難臨頭時，有勇氣獨自坐下，而不是躲藏，不是拒絕——從蛇的舌尖末端去觀察情緒的波動。」

「但，對我來說，上帝也在那裡，」我朋友說。「這就是差別所在。」

她說，她那個曾經是佛教徒的朋友意識到，他受夠了獨自一人做所有的事。佛教是孤獨的，與自己的一場孤軍奮戰，除了最終目標是不再存在自我之外，別無所求。消除自我的存在。你所有的奮戰，都是為了這個。多年來一直試圖成為一個更好的自己，卻因自我消滅才獲得報償。

然後你意識到幫助就在眼前。完全不會因為雪板斷裂，肋骨骨折和憤怒於生命的價值而被拋棄在滑雪道中，你發現自己有伴，不僅是原諒你的憤怒，帶領你度過絕望，痛苦和煩惱，而且保護你免於不存在。上帝與你同在，在蛇的舌尖上，在寒冷的斜坡上，度過疾病的痛苦，度過困境的苦痛。祂於生命中和死亡後都綻放出燦爛——一個讓自己變得更加光耀的過程。這是一個「變得更加」的過程，她說。

我要如何形容當我躺下來睡覺時的那種感覺，就好像從一棟五十層樓高的建築物往下墜，沒有人，沒有東西，來接住我？看吧，這不是在描述那種感覺。那描述的是別的東西——從五十層樓高的建築物掉下來，沒有人接住我。用一個我從未經歷過的隱喻來描述我時常經歷的事情有什麼用？我該如何形容這種加諸在我生活中的感覺——我一生中所見——沒有什麼事是已知的？沒有什麼事是生來就確定的。一切都是深不可測的。我該如何才能找到其中的核心？

你會發現，建築物的隱喻甚至都不能作為隱喻了，更何況是一些字面上意義的墜落。所謂五十層樓的恐懼，大概，是害怕撞到地面上，但真正令我害怕的是根本沒有地面。我聽過有人這麼形容他持續的焦慮感，就是當你往後坐回椅子時，你以為自己要摔倒的那一刻。就是那一刻，但存在於無時無刻。就是這樣——臨界點。這甚至跟接下來將要發生的事情無關，就只是當所有堅固都消失時，那瞬間的眩暈。

站在喬治亞和田納西交界處的石灰岩山上，即使我試圖與她爭論，還是羨慕我朋友。我無法讓自己相信上帝，並不是因為憤世嫉俗或對科學傲慢的敬意，而是因為上帝太堅定了，對信徒的一種絕對，而我本質上無法接受絕對。我的頭腦只會看到暫時的，從來沒有什麼是無疑的。我沒辦法。我也希望我可以，但我就是做不到。

我們知道，我現在靠著的這張桌子根本不是固體，而是一堆沒有邊緣的漂浮原子。我們知道，一旦我們認真去看待我們所不知道的原子層次事物，很多是無法測量和預測的。在其最深的領域裡，實驗科學變成理論，從已知的觀察和數據中摘取出來，以建立解釋模型。理論物理學家和科學家一樣都是哲學家；在他們思維的彈性中有個核心宗旨：我不知道。

我並不是要用流行科學來提出觀點。我對這個懂些什麼啊？我只是看不到除了在臨時和權宜的情況下，要去相信世界上任何事物的證據。是的，幾乎在我清醒時的每一刻，所相信的事物向來都是在臨時和權宜的情況之下——但接受這一切都只是：臨時和權宜的，不是絕對，不是必然。

有天晚上，一個星期三的晚上，我和我的雕塑課小組一起坐在酒吧裡；談話照著平常的方式進行——我們正在進行的案子，我們正在雕塑的模型，對世界局勢的哀嘆，對某個人看過的某個展覽喜愛不已，對於我們接下來在課堂上應該要做什麼而意見分歧。我坐在凳子上，突然覺得這整件事都是虛幻的。我曾想過，我和這一群人在酒吧裡的這個場景可能是一場夢，或是由另一個維度的大腦某個部位受刺激所激發的幻覺——我的大腦，我的大腦漂浮在某個地方的流體之中，或我在其他時空中的實驗室裡昏迷的身體，而這些人，這間酒吧極大的舒適感，都是虛無的，都不是真實的。而這些人似乎構成了一種防止孤獨和孤立的保障，都僅僅只是我虛無的大腦產生的突觸概念，實際上是我孤立的證明。

當我回想起來，我想這是在我失眠開始前不久。我感到極度失神。我經常感到害怕。我的頭腦試圖要讓思緒進入穩定的狀態，但發現只是一片無邊無際的延伸。什麼是真實？我能堅持什麼？什麼可以讓我依靠？我總是在擔心，但我以前並不會這樣焦慮。擔心在某種程度上是明智的，它有其實際的層面。我無法理解經常會聽到的建議：沒有必要去擔心那些你無法控制的事。擔心這些事情當然是必要的。它們**正是**需要擔心的事情；擔心你能夠控制的事情才是不太實際的，因為你無須擔心，而是可以為此做點什麼。

擔心和焦慮是不一樣的。擔心往往比焦慮更短暫、更聚焦、更具體，更少擴散。焦慮通常沒有對象，並藉由找到連結的對象使焦慮轉化為擔心，以證明其存在。這東西，與自己的想法進行這種反覆的、自我參照的戰鬥，這種奇怪的存在就是焦慮。我以前不曾有過這種感覺，現在當我回想起在酒吧的時刻，我才明白那時已經到了焦慮無所不在的地步，以至於我甚至無法意識到它的存在。

開始懷疑一切都是個夢或模擬還是幻想的問題在於，無論是哪一種都無法證明。在這個世界上或在你的身體，心或頭腦，都沒有任何東西可以用來證明它是或不是。在這層意義上，這就是焦慮的頭獎。對我來說，它帶來的眩暈是可怕的；所有我平常賴以慰藉的一切都不見了。我能做些什麼？我可以問坐在我旁邊的那個人，他是不是真的，他會說他是——他當然會這麼說。對他自己而言，他還能是什麼。夢或模擬世界中的一切都被編程為相信自己，否則世界就會崩塌。我可以在內心尋找答案，試著用直覺或感受我一生中做過無數次的事，去感覺事情的質地，就像它們出現在我的腦海裡，我可信的思緒，我可靠的心，我的邏輯大腦。但如果它們是經由編程去感覺客觀存在的模擬思緒，心和大腦的話，那麼建立在它們客觀現實主體上的我的思緒，心和大腦的一致融合是沒有用的。

我認為這一切都是放縱的，自以為是還帶點瘋狂。我也認為這是對已經變得深入和持續的焦慮的合理反應。我所期待的每一種慰藉都讓我失望。其他人曾經是，或者仍然是那巨大的慰藉，在他者之中有著深切的安慰，即使他們只是在場。並不是說他們有能力做什麼，或是什麼，或說什麼，而光只是存在，只是走廊上的一個人形。對其他動物來說，這似乎也是同樣的——羊群待在一塊夠大的田地裡，但每隻羊都有自己的領域，牛會聚集在同一個角落，馬不喜歡獨處。魚會游在魚群裡，鳥會成群飛行。**成群**（flock）是一個多麼美的字。起初這個字是**絮狀物**（flocc），僅用於人類——一群人在一起生活，遷徙和覓食。**絨毛**（flock），同時也是指一簇羊毛或，曾經，一束毛髮的柔軟。

然後這種感覺，這種往後倒向椅子，卻發現沒有人或沒有東西能接住這個跌落的感覺。或像最近，我的感覺是腦袋裡有太多的能量，一些發狂似的電流不斷湧入並流出我的頭腦，當我只是想在腳下找到地面站穩，我的心卻像能量被往上拉起般地跳動。地面匆匆離去。在驚慌失措中，我的思緒在尋找它的成群，其他的溫柔堅韌，卻只找到不確定。於是處於恐懼中的思緒開始轉向自己，找到嚇唬自己的方法，如此一來才能夠證明害怕是合理的。

今天，一封電子郵件寄至我大學的郵箱，來自美國的一位聖公會牧師，他在信中寫道，他寫了一個星期天的佈道，準備要給他的會眾們，其中有一部分，是關於我的。

他讀了我的小說《西方的風》，並且非常喜歡，於是他上網搜尋了我，發現我發表了一篇有關焦慮的文章——關於我的焦慮和失眠，但隨後針對中世紀的焦慮提出一些任性並假設性質的主張。（這是成為一個作家的奇怪面向之一，人們要求你寫出關於事物的文章，但似乎沒有人在乎你其實對於寫文章，或對於文章中要處理的主題，或任何事，坦白說，其實一無所知。任何事。你以虛構謀生，然後你在文章中虛構故事但沒人在乎。雖然，很公平地，也沒人為這文章付你錢。）

他寄給我一份佈道內容的副本，這位牧師，以及當我讀它的時候，都有一種流離失所的感覺，那是每當讀者寫信提及關於我的書時，我總會有的感受。怎麼會是這樣，我，在此處，從我內在的某個地方虛構出連我都說不出個所以然的世界，而有個人，在彼端，將這個他們也說不出個所以然的世界放進他們心中的某個地方，那個不知名的地方被移動了，而且想要被傳遞，而這個傳遞就讓我內心那個說不出個所以然的世界移動了，回聲就這麼來來回回地進行。

然而，還有，在這種情況下，我的這種孤獨，以及在很大程度上是很私人的夜間苦痛，現在應該都落入北卡羅來納州會眾的耳朵裡。在佈道中，他談到我的小說，一點點，以及我的文章，其前提是有鑑於人們必須要應付多少「真正的」擔憂，或許，**或許**，焦慮在中世紀不太普遍。他注意到我所描述的焦慮感，某種毫無根據和毫無對象的，某種為了要維持自身的存在，得要找到依附對象的東西，但最先是沒有這些對象的。心之所以會驕傲是由於無形的不安，他說。我發現自己再一次重溫了這個詞，它的可愛，貼切，無形是最近我經常會想到的一個字：無形的黑暗，無形的思緒迷霧，孤獨的無形相對於在門口的人形，沒有睡眠生活的無形，日子無邊際地融合。

然後他提到關於自己自孩提時代以來終其一生的焦慮；他自己的無形的不安。在他的晝畫和寫作剪貼簿上有一個標題，在一系列素描下方寫著「四歲，緊張，不快樂的時期」——他說，那段時期一直持續到現在。這種焦慮交託給上帝；一次又一次地將它交託給上帝。而他請求他的會眾想一想新約聖經《羅馬書》第八章中的保羅：「你們什麼也不要掛慮，只在一切事上，以懇求和祈禱，懷著感謝之心，向天主呈上你們的請求」。

「主就在附近」是他佈道的標題，也是先前保羅告誡不用擔心的話。主就在附近。什麼也不要掛慮。在主的親近中，牧師得到了最高和最純潔的安慰，一個交出自己的麻煩而沒有沉溺或淹沒在其中的機會，並知道機會一直都存在，因為主一直都在。在這樣的知識中，他說，證明了這個世界並不如我們的恐懼傾向讓我們所相信的那般孤獨和敵對，而是一個「由愛統治的星球」。

> 主就在附近，他帶著某種謙卑的保證，對他的會眾說。
>
> 什麼也不要掛慮。
>
> 主就在附近。

我跟另外一個朋友聊。他說科學才是重點，才是重大的安慰。他引用了克里福德[26]的話：「無論任何情況，任何人，在證據不足的情況下相信任何事情，都是錯誤的。」

有更多證據表明，我們和宇宙以物質形式存在，而遠多於持相反立場的證

26 譯註：William Kingdon Clifford：英國數學家兼科學哲學家。

據。這是個群聚效應的問題；單一的觀察本身無法證明這一點，但若成千上萬的觀察聚集在一起，會形成一組經過驗明和否證的推測，形成一種開始看似堅定及可靠的理論。

因為這個理論整體上是錯誤的，那麼，構成此理論的眾多觀察，其中有許多也應該是錯的。最後，不相信它比相信它更沒意義。最後，你不得不訴諸非理性的思維，以便保持對物質之客觀性的缺乏信念。你必須反對大家已目睹並證實所有讓物質成為生物的一切部件存在的科學進程。儘管科學使人大開眼界，但這是一種對科學所發現的事物的驚訝，因為連這些事物都對自己感到不可置信，但就像我說的，相信比不相信更合理。我朋友這麼說。

理性，我說。總是這個字：理性。

理性，他說。理性。

理性對上了信仰。

沒錯，他說。理性是藉由觀察和試驗來奉行那些看似真實的事物，而不是出自對於真實的渴望。

真理。慾望。威廉・詹姆斯說：

例如，我們對真理自身的信念是，有一個真理存在，而我們的思想與這個真理是為彼此而生的。這不就是一種對慾望的熱情肯定，而我們的社會體系不正是在此前提下支持著我們嗎？我們想要擁有真理；我們想要相信，我們的實驗、研究和討論必然使我們愈來愈好地靠近它；而正是基於這種信靠，我們同意為自己的思想生活奮鬥。

基於這種信靠，我們同意為自己的思想生活奮鬥。對真理的追求，無非就是對真理的渴望，我們為之奮鬥。我們認為，威廉・詹姆斯說，「有一個真理存在，而我們的思想和這個真理是為彼此而生的」。我們認為，我們相信的事必然不僅是指向某件被相信的事，而是指向某件因為它是真的，所以才被相信的事。如果我們所有的信念都指向物理世界為真的方向，那麼我們會認為它必然是真實的，否則我們就不會相信它。我們已經用理性的工具達成這個信念。信念，理性，真理。頭腦是偉大的三位一體。於是我的朋友這麼認為。

我有感到安慰嗎？我的朋友是不是用他相信的整體理性來安慰我？我並不覺得特別受到安慰。我對此感到提防。我對於科學之巨大的忠誠並不會多過我對上帝之巨大的忠誠。我看不出科學與信仰之間有太多的對立——科學不就是另一種形式的信仰——對理性的信仰嗎？曾經讓我驚訝的是，我永遠無法做到無信仰，我總是會讓我的信仰加諸在某件事上——是未知論、無神論、暴力、善良、金錢、憤世嫉俗、寫作、愛、政治、同情。信仰是科學的前提，是一切的前提。我們必須願意相信，否則我們就不會相信，我們必須找尋值得相信的事，否則我們將永遠找不到。

如果有個科學家告訴我光的速度是每秒十八萬六千英里，我相信這是因為他相信它，而他相信它是因為他和其他科學家已經用實驗來驗證這個事實。但我無法自己去測量它。如果他告訴我，從理論上來說，沒有什麼可以比光速傳播更快，我相信他。不然還能怎麼辦？我又不能自己確認。我相信他是因為他和其他科學家用理論來否證和驗明這個事實。是什麼讓他相信他的理論和實驗？他對理性的信仰是科學探究的基礎。再次引用威廉．詹姆斯的話：「我們的信仰常是別人已有的信仰，愈大的事便愈是如此。」

宗教是神的信仰，科學是理性的信仰。我愈看這兩者，它們之間的差異就愈小。科學的信徒愈是將理性奉為萬物的仲裁者，理性就愈像是被崇拜的神。理性是一種只證明自己的東西，如果你用理性來找出什麼是正確的，你會發現唯一正確的事是能夠藉由理性達成的事。這樣的事物我們稱之為「合理的」。那又如何？如果你用上帝來衡量什麼是正確的，你會發現唯一正確的事是能夠藉由上帝達成的事。這樣的事物我們稱之為「神性的」。這並沒有告訴你更多關於事物本身之外的訊息，僅是關於你得出它們的過程。

我想起那位在田納西州的朋友，她穩定走路的樣子，她的腳微微地向外，她那跑者的雙腿黝黑又健壯，她是穩當的。她擁有詹姆斯所謂的「一種相信的態度」。上帝就像她的情人，充滿情人所能給予的一切激情，奉獻和關懷，並且存在著一種幾近情色的力量。她是**祂的**。不論她的心智如何迷失，她永遠都會是祂的；她生來就是，死亦是。當我躺在床上，感覺著床墊並試圖說服自己，地面正在往我的方向上升，而我的根進入了大地，這沒什麼。而這歇斯底里也沒什麼：它就像一個從我頭上盤旋而出的電荷。然後我只想把自己丟入某種熱情而堅定的信念裡，但是我做不到。

隨著這晚一小時接著一小時的掙扎，我清醒了，看清一切，清醒而疲憊，我渴望當對一切臣服時，能夠得到你在入睡之前感受到的那種感覺。戰鬥終止。而我們內心想法的爭鬥還持續存在。某個比你更巨大、更奇怪的什麼會主導一切。休息等待。你那好比不斷滴答作響時鐘的自覺意識準備好要被抑制，你的四肢準備好要放鬆，那些會傷人的事將停止傷害，整個瘋狂的馬戲團將要瓦解。沒有什麼事是你可以做的，或去努力的。牧師和科學家都是平等的。他們跟野豬及蝙蝠一樣平等。沒有什麼能夠讓你堅定你的信仰，但這個給動物的、恩典一般的，無法避免的行動正等著你去做。

世界上所有的科學家都在找尋美麗的秩序和邏輯，開啟通往睡眠的平滑道路。世界上所有的宗教都是為了表達我們闔眼及殞落之前的慈悲和恩典而發明的。

二十四、游泳，作為逃離失眠的手段

失眠者正在游泳。

她的自由式爬泳還過得去；可以再更好，但那會讓她永無休止。

七月。太陽懸掛在接近天空正上方處，以一種非常不英國的方式，照射在黃色的草地及湖泊上。草地上開了切口以利排水——很難相信，世界上會有乾旱和幾乎沒有一滴水的情況發生。從上方看，連湖看起來都不像是溼的。陽光直射其上方，閃耀得像一面獎牌。乾枯的草地像一張老舊的榻榻米，排水口像是布料上的縫線。

失眠者正在服藥。一種鎮靜性抗鬱劑讓她連續兩個晚上都睡了個好覺，然後她起床，外出，曬太陽，在威爾特郡草地上的小湖裡游泳。睡眠是正常的，不是安眠藥效的那種遲鈍麻痺的，無夢的，像死人般地睡到不醒人事，而是有夢的飽足睡眠，她神清氣爽的醒來，充滿了愉快的思緒和活力，令她想起了以前的生活。

第三夜，第四夜，第五夜，她都有睡覺。她每天都在湖邊，從高處的一個小點，從棧橋到棧橋，以雙臂推進著。一、二、三、四、呼吸，一、二、三、四、呼吸。在我們和她之間有那麼多層的空間，這些空間全都充滿著活力。上面這裡有稀薄清新的空氣，下面一點有一團雲，只有一團，只是懸在那兒。在那之下的鳥，從這個角度看過去都跟她一樣大——鶩鷹、鴿子、烏鴉、喜鵲、雨燕，全部都在牠們所擁有的天空深處裡游泳。然後是昆蟲們——小黑蚊、糠蚊、蜉蝣、蓑羽蜻蜓、帝王蜻蜓、石蠅、蚊子、草蛉。一隻雨燕筆直飛下，低飛掇過水面，就在她交替風車式劃水的右臂前方一英尺處。

到處都是蜻蜓、雨燕。在空中遨遊。在地表之下有水蚤、線蟲、巨大的水蟲和淡水蝦，以及一些小魚和甲殼類動物。即使戴上蛙鏡，這個失眠者也無法在水中看見任何這些生物，水是加了些許牛奶泡製而成的琥珀色茶。她停在湖中仰面漂浮，望著上空的蜻蜓、雨燕、喜鵲和鶩鷹，說不出這個世界是多麼非凡，生命是多麼莫名奇妙和仁慈；她幾乎找不到想法來描述。從上面這裡，她就像一個被風吹散的種籽尖——蒼白、微不足道、適應力強、正在旅行中。她從一端游到另一端，然後繞了三個浮標一圈，接著才起身坐在湖岸上。她的腳上有泥土，那是很適合雕塑的泥土。微風吹得乾枯的樹葉沙沙作響，遠處草地上的咖啡館傳來杯盤的叮噹聲和人們閒聊的聲音，陽光充沛炎熱，一天還剩下很多時間。沒有**河流顫動**，沒有**湖水搖晃**。如此溫暖，沒有什麼要拚搏或克服的。

第六夜，她睡覺，第七夜也是。她來游泳。這就是世界向來給她的感覺，像是她的關節之間還留有空間，像是她的思緒還沒有被鎔鑄，像是不用費力呼吸；這種思緒清晰，恐懼的減輕和再次感覺可能，像是拋去殘疾，突然間發現你可以再次行走，或再次看得見。第八夜、第九夜、第十夜。

事實上，現在睡眠沒有來得那麼可信了（對鎮靜劑已經產生輕微的抗藥性），但還是有作用，那就足夠了；她已經很習慣睡很少，還能湊合過去。在她可以的時候，她一定會去游泳；在她可以的時候，她一定會騎著自行車，繼續去工作，並讓頭腦保持清醒。我們有時候會在咖啡館裡看到她，帶著筆記本，書寫，書寫。第十一夜來臨，第十二夜和第十三夜。

她上上下下游著。她不由自主地彷彿像從上面俯看著自己，因為她認為上面有東西等著墜落。自從她開始吃藥後，這個想法就一直存在。如果它們沒用了怎麼辦？很難相信有如此外在卻明顯有效的東西存在。她從小就不相信藥物。一直往外找是沒有用的。所有疾病的治療方法都在自己身上。感冒了？冥想！膀胱感染？冥想！癌症？冥想！心碎了？冥想！上上下下，然後繞著浮標游著，盡可能地多游泳吧，她想，盡妳所能的，游泳，游泳，游泳，游泳。

第十四夜差強人意；有睡著，不過是在幾個小時之後了，而且很淺眠。第十五夜也一樣。沒關係，持續下去，只需要持續足夠長的時間，來重獲一些信任和消除恐怖。每個夜晚都是場小小的勝利。第十六夜幾乎沒睡，還一度恐慌發作。沒關係。小睡還是有睡一點。她捨棄騎自行車改由開車來到湖邊。只要她能潛入水中，那裡是一切自由的所在，是漆黑深夜的對立面。她只需要堅持夠長的時間，就能超越這些。不論鎮靜劑的藥效退得多快，她會再加重劑量並希望再更快一點。那樣一來她就不再需要鎮靜劑了。

她想像自己從上面觀看，從那個位置觀察，她是個正在游泳，看起來比鸞鷹還要小的東西，不知道自己是否足以小到讓那些觀看者不至於注意到，或者無論如何，不要成為有價值的獵物。《黛絲姑娘》裡有一段講述關於眾神已經結束了祂們對黛絲的戲弄；或許祂們也已經結束對她的戲弄了？她未必真明白神到底是什麼；但肯定不是惡意的存在吧，也許只是一股力量的聚集（內在和外在都有），隨著時間的推移，進而來對付她。厄運嗎？為什麼這種倒霉的厄運感覺起來這麼像失敗？沒關係，游到那個浮標處，再繞過浮標游回來，一、二、三、四、呼吸，重覆。

第十七夜、十八、十九、二十；她之前吃藥時睡意來得很快，後來就變得沒那麼快了，而現在是完全沒有了。完全沒睡的夜晚又回來了，伴隨著例行的恐慌。她四肢的輕盈消失了，關節感到緊繃和疼痛，頭嗡嗡作響。繼續游泳吧。把妳的頭潛入水裡，移動妳的手臂不會太過費力的，不要放棄生命。要肯定它。蜻蜓和雨燕。仰躺著並看著牠們飛來飛去。愉快的生命，看著那速度和決心，強大和美麗。

從上面看，這個蒼白、海星形狀的物體看起來就像是一塊餌。她轉過身來，慢慢地爬泳，一次又一次。今天的天氣相當晴朗，但沒那麼熱，水更暗了，劈風斬浪的。呼吸之間會感到恐慌，有一種不合邏輯的感覺好似置身在海上，獨自一人並處於危險之中。笨蛋，哪裡有什麼危險，這只是草地上的一座湖，她可以停止游泳並在半分鐘之內漂游到湖邊。笨蛋。但天色正在暗下，但並沒有暗下。她又游了一圈以證明自己沒那麼害怕，並告訴自己，**多麼高興啊！多麼優秀啊！天堂！**當她起身呼吸時，呼吸得有點急促。

她以為我們正從上面看著她。我們並沒有。我們並不存在。她以為有一把斧頭等著要墜落，我們揮舞著它，但我們從未見過斧頭，我們也沒打算要揮舞什麼斧頭，因為我們並不存在。她從湖中上岸，把自己擦乾，又重新感覺到在她頭上、頸部和肩膀的這股壓力，那股不管是什麼力量的重量已決定要壓垮她。我自己，她想著。我正在壓垮我自己。是我的做為。沒有什麼神聖的力量。任何正常人都可以睡覺；是人類的基本功能，不是什麼神的力量。但這並不能減緩在她頭上、頸部和肩膀的壓力，只是在她胸口上加了新的壓力。

沒關係。明天再來。再試一次。第二十一夜，小睡一點點，第二十二夜，完全沒睡。沒有緩衝的日子彼此交疊，她的心試著要自由跳動。腎臟隱隱作痛。走過炎熱的草地時，因上方出現一道迅速移動的陰影而畏懼，她摀著頭——一隻鵟鷹飛撲向她。當她抬起頭來，根本就沒有鵟鷹。她以為我們要來帶走她，在上面的我們，將她視為獵物。同時她也知道我們其實並不存在。那些追逐和失敗全是來自於不存在的什麼，使人感到更加沮喪。沒關係，游泳吧。頭潛下水面，潛入涼爽的奶茶裡，直抵遠處的浮標處再繞回來。從上面看，她看起來就像是孩子的發條玩具之一。她為自己感到難過，並由於為自己感到難過而對自己生氣。仍有蜻蜓和雨燕，湖濱的蘆葦和草地間有無數的藍蜻蜓；雨燕是從非洲來到這裡的。某個人的狗在湖邊飛也似的疾奔，牠的腳看起來好像沒有觸碰到地面。

第二十三夜，第二十四夜。世界變得愈來愈乾燥。每一次她回到湖邊，都不知道它是否還在那裡。一切事物都在叫嚷著要求雨水。而湖等待著，總是在小小的草地中等待著。無論如何，游泳，游泳吧。轉動你的手臂，擺動你的身體，踢動你的雙腳都不會太過費力，水才是最難的部分。頭潛下，一、二、三、四、呼吸。

二十五、失眠的諮商門診II

我從星期日晚上開始就沒睡過覺了，我說。

我只有在設法把頭從我的雙手中挪開後才能這麼說，那是當我坐下來那刻起就一直維持的姿勢。我之前從沒在醫生面前哭過，但她人就在這裡，挺直了背，一本正經並且令人感到沮喪。而我，從星期日晚上起就睡不著了。今天是星期五。除了睡覺我什麼都沒辦法想。如果殺了某人意味著能夠得到他們的睡眠，我會殺人的。

她說，這真是個驚喜，而我坐著哭了。這是個驚喜？我本來想問。她指的是：妳原本只有星期一會過來。帶著她的祝福，我擺脫鎮靜性抗鬱劑，因為我並不憂鬱（睡眠被剝奪，絕望，瘋狂，但並不憂鬱）而那些藥已無法再使我鎮靜了。從那之後，星期一，我沒有睡過覺。連續四個晚上沒有睡覺。我上網查了反彈性失眠是不是斷藥造成的影響，確實如此。建議是逐步調整而不是立即戒斷。她不是那樣建議的。於是，我來了，再一次像個孩子交疊著雙手，這次是個哭泣的孩子。

我需要一些安眠藥，我說。她盯著我看，好像我的眼淚使她感到震驚，或某種程度上使她困惑。拜託，我說。我立刻後悔了，因為現在力量掌握在她手上；現在我晚上的睡眠是她能施予的一種恩惠。然而確實是的，如果跪在她腳邊並懇請哀求會有幫助的話，我會的。

她臉上沒有任何表情，樣子就像人面獅身像。她遞給我一張開有十四天藥的處方；她沒有給予建議，也沒有鼓勵。我從她手上拿走處方，一言不發地離開。

很久以前，當我還是個哲學系學生時，我聽過一個隱喻：一個女演員在劇場的舞台上，她看到翅膀上有火。她告訴觀眾那裡著火了，他們必須趕快出去。觀眾以為這是戲劇的一部分，無視她的指示。她愈是激動和急迫，觀眾愈是因她熱情和出色的演出而感到欣喜。身為一個女演員，她無法做任何事來讓自己超出角色說話，每次嘗試都只是讓這個角色更加堅固。

我想這個隱喻是女性主義課程的一部分，但它那更廣泛的共鳴從未離開過我。它與生活息息相關。此時此刻，在醫生的眼中，我只是神經質和自我迷戀。作為一個人，我為了被聽到而做得愈多，愈是強化我神經質和自我迷戀的角色。

她愈不聽我說，我就愈是向她訴說或展現我承受的痛苦。我對她訴說或展現愈多所承受的痛苦，她愈是認為我是神經質和自我迷戀的。每一次，我的角色都在強化，使我的角色凌駕於我這個人之上。在她眼中我變得愈來愈不像個人，我是一種類型。讓她很煩，浪費她的時間，因為我需要做的就只是睡覺，而且我已經痊癒了，反之，她的病人患有無法治癒的真實疾病，那一定跟睡眠無關。

我根本一點都不想去看醫生。我開始害怕它，感覺其中有一種絕對的羞辱。我盡可能減少為了失眠去看她，而當我去的時候，總是為了某些特定的事：處方藥，或像之前的血液檢測。我知道醫生通常沒辦法做什麼。這一次，距離上次看診幾乎是四個月後（至今為止整整一年的失眠），我來要求再驗一次血，因為我去看的一位營養學家想要確認是否有任何營養素缺乏問題，任何甲狀腺問題，任何可能導致我睡眠不足的問題。營養學家對於之前從未進行過這些測試感到訝異。檢測很有可能不會有任何發現，但至少我會有個底。所以我走進來了，甩掉哀求的姿態；純粹商業交易。我不會再盡力博取她的同情或理解，我只會簡單要求一些她可以給的實用東西。

不知道是否有可能再做一次血液檢測，我說。我讀到所有關於失眠的資訊都說，你應該要排除任何潛在的醫學原因，而這個我還沒有做到。我知道這個可能性很小，但這對我會有幫助。僅僅排除其他原因對我就是個幫助了。

她轉向她的電腦，沉默不語。最後，在沒有任何目光接觸下，她說，這裡不是商店。

我從高高的格窗向外望去。一隻蒼鷺穩穩地振翅飛過運河上方。我發現，狂怒跟疲憊幾乎是相同的感知，都是在同一團死火中掙扎的火焰。憤怒是鮮活、精力旺盛、物件導向的，但剩下的就是狂怒，將自身的鮮活吃乾抹淨。狂怒跟疲憊將我活生生吃掉，它們吃掉我的聽從，我至今的過去，我此後的未來，我的應該和不該。

此刻她又改變立場了，彷彿意識到自己做得太過分了。不過，好，她說好（幾乎是結結巴巴地吐出這個字），好，我們來做檢測，這是個好點子，我們就做吧。她在鍵盤上敲敲打打著什麼時，我心想自己是站在一個瘋子面前嗎，還是說我才是那個瘋子？她是在跟我玩貓捉老鼠的遊戲，而我不知道原因為何。我望著十一月的天空，沉重而灰濛濛的，打樁機遍布山谷，那邊正在建蓋新房子。我住在那裡時，人們反對建蓋那些房子；我沒有，在我看來沒什麼意義，因為無論如何總是會蓋的。狂怒使我的胃有一股空洞噁心的感覺，像是在拱形橋上疾速行駛一般。手放在大腿上，拘謹地扣在一起，溫柔的雙手。不優雅，但溫柔。一輩子奉承討好的請求幫助，保有禮貌，好聲詢問並從不介意，就算答案是否定的也不介意。

二十六、失眠小說

——《愛的繁衍》II

第三電台：《費拉拉文藝復興時期的婦女》。真美好。太美好了。那些女性的聲音層層疊疊，他分不出來有多少個。閉上眼睛，除了置身教堂，他無法想像自己在其他地方，甚至當他睜開雙眼時，需要一段時間才能相信他眼中家裡廚房的景象。

照在他右手和大腿上的陽光是炙熱的。他的孩子覺得他聽第三電台這件事很可笑。他的孩子說，只有住在伍德蘭斯巷的人才會聽第三電台，反正他就是個老龐克，這就是他們的想法。這並非事實，不過就讓他們這樣想吧，這讓他聽起來比起現在或之前都來得酷一些。他真正喜歡的是那些七〇年代後期，八〇年代出現的的抒情金屬樂團，還有他們滑稽的髮型。他喜歡洛．史都華（Rod Stewart）；他永遠不會告訴他們。還有凱特．布希（Kate Bush）。他的孩子不會知道凱特．布希是誰。但也許，他想，也許她歌曲中的某些東西，他能在《費拉拉文藝復興時期的婦女》聽到，他們的聲音將他帶到其他地方。

門鈴響起，他關掉收音機，讓穆爾進來，他在泡茶的時候，穆爾坐在廚房桌子半橢圓形處的陽光下。

「蓋兒出去了?」穆爾問。

「她帶凱莉去鎮上買——我不知道。這些或那些東西。」

穆爾點點頭。他的表情立刻說出了千言萬語。上面寫著,嗯哼,她現在買得起了,這些或那些東西。上面寫著,她已經在花錢了嗎?上面寫著,她知道了嗎?但他知道她並不知情,因為那是他們五人之間的協議,已成定案。

「天啊!好熱,」穆爾說。「沒有一個夏天像這樣的。」

「你等一下要和連恩去釣魚嗎?」

「差不多三點,要一起來嗎?」

「蓋兒想一起做點什麼。如果你們明天去的話我就可以。」

「好吧,再看看吧。可能會去。再看看吧。」

穆爾看起來比他五十多歲的實際年齡還老;他看起來很累,像是寧願放棄一切,一輩子釣魚就好。他們每個人都分到一萬三千英鎊再多一點,還不足以放棄一切,但或許穆爾可以有幾個假期來打破乏味單調的生活。

連恩和保羅認為他們應該要詐領三台以上的機器,他們應該各操作一台,但是他、穆爾和詹姆士否決了。三台的話就夠了，他們每個人都把他嚇得屁滾尿流，直到現在依然如此。穆爾也是。當穆爾拿到他的一萬三千英鎊時，看起來幾乎是傷心，彷彿這讓他多年來的工作看起來就像是一場徒勞的蠢事。確實是如此——每一件事都是徒勞的蠢事，包括清空自動提款機。因為你把自己嚇得屁滾尿流，然後得到一萬三千英鎊，那然後呢？你打算怎麼辦？你到底要怎麼花掉這一塊塊上面標有犯罪事件相關序號的二十鎊鈔票錢磚？詹姆士打算拿他那份去買比特幣，並認為他們也都應該這麼做，但他們沒人知道比特幣是什麼。他們只知道，一萬三千英鎊可以買到三枚，而他們才不要花一萬三千英鎊去買詹姆士無法完全解釋清楚的三枚什麼東西，而且還是不存在的。那麼，詹姆士想知道，你打算怎麼花掉這筆錢。你還沒打算要花，就是這樣。你先把它藏起來，然後先花掉你身上其他的錢。

「我在想，」他對穆爾說。「我應該給你幾千塊錢。然後你可以，我不知道……就是給你，做什麼都好。」

「不可能！」穆爾說。「不要。」

「別這樣。帶瑪麗去度個假，現在她感覺好多了。」

穆爾抬起雙手，將手放到桌子上。一條維克斯「通鼻得」倒了下來，那是蓋兒用來治花粉症的東西。「我甚至什麼事都沒做，只是站在那邊排隊。」

「不是那樣的。」

他要說的是他們如何一起參與，他自己、穆爾、連恩、保羅和詹姆士。他們是對等的夥伴——除了詹姆士是技術知識的首腦，所以額外多拿一萬英鎊——但他們全都冒著同樣的風險。如果其中一人被抓了，他們全都要坦承認罪。他什麼都沒說，是因為他們已經協議好不再談論這件事了。永遠都不要再提起。已經結束了。

「我不要。」穆爾說。他微微舉起和傾斜自己手上那杯茶，這是謝意和直接拒絕的表示。

總之，他們並沒有冒同樣的風險——詹姆士冒著更大的風險，冒充自己是一名技術人員，駭進那台機器，把電腦放在那裡。的確，詹姆士理應分得更大一筆錢，他也想跟穆爾說，因為這事一直困擾著他。但詹姆士似乎對自己得到的一切感到滿意，也樂於承擔這個風險，幾乎就像風險帶給他的樂趣遠勝於金錢。

不管怎樣，都結束了，結束了。從購物中心的最後一台至今已經五天了，他們既不清白，也不想談論此事，即使是在自家廚房裡，也都是自找麻煩。門是開著的，鄰居們就在籬笆的另一邊。

在那之後，他們聊得不多。穆爾總會在星期六早晨帶瑪莉去繪畫課後繞過來喝杯茶。瑪莉生病那段期間他都沒過來，所以現在感覺不太像是例行公事，更像是一個特別的來訪，這令人感到欣慰。因此，當穆爾要離開時，他突然給了穆爾一個擁抱，近乎侵略性的擁抱，拍打他的背，震響他的肺，而他感覺穆爾的手緊緊壓著他的後腦，就像是有人要猛力將你的頭往下壓一樣——但沒有出力壓。由於手指緊緊握住，一瞬間，有一種奇怪、尷尬的安慰。

／

他和穆爾的感受不同。對他來說，這筆錢是天賜之物。他確切知道自己將如何使用它。他會把它送給蓋兒，在他的餘生裡，這裡會有二十鎊，那裡會有十鎊。他們已經照料好孩子的事情了，遺囑裡全都整理安排妥當，但他從來沒有如她想要的那樣給過蓋兒，**正如她想要的**，穆爾的話在他腦中浮現。同一件事，她想要的就是他想要的。自從他初次見到她的那天起，這二件事就一直是相同的。

他從來就對女人不擅長；總的來說，他不知道她們想要什麼。但和蓋兒的話很容易；她想要可以用錢買到的東西，金錢就是愛，這他可以做到。她不想要其他女人想要的東西，像是保證、時間、詩和第六感，隨時隨地都需要的猜心術。他知道她需要什麼，他給了，而她給了他需要的作為回報。

今天，蓋兒走出大門前，他在凱莉沒看到的情況下，給了她幾張二十鎊鈔票。他現在負擔得起從自己的銀行帳戶拿出幾張二十鎊鈔票了，這不是從藏起來的那筆錢撥出來的，詹姆斯說這筆錢現在還不能安全地拿出來花。他說，把錢花在自己身上。那個表情，擁有喜悅、感激和愛意，擁有妳所想要的東西。那是孩子們小時候打開禮物時會出現的表情，這砰地一下讓他心花怒放，再也回不去過去緊閉心門的時候了。這就是提款機噴出錢時他當下的感受，也使這件事感覺對了——他從給她錢中所得到的，和她從取得中所得到的，是同一件事。

購物中心裡的那台機器在八分鐘內給了他們一萬八千英鎊。不是詹姆士踩了煞車，而是他把它清空了。這和他一年所賺的收入一樣多，但仍然不及最後一台機器給他們的。他們很幸運，他們在一天中正確的時間挑對了提款機。無論如何，**他**認為這是幸運的；詹姆士認為這全是由於完好的計劃和團隊，但人生中有太多失敗的計劃了（有些還是偉大的計劃），要知道運氣擁有最終的決定權。這是詹姆士一路走到四十多歲都沒有發現到的事實，這就是你所需要的一切證明。運氣就是一切。

他不敢相信自己做到了。他簡直不敢相信。而正是這種懷疑使事情變得正確，並讓他對一旦他們被發現接下來可能發生的事感到一種不切實際的平靜——因為坦白說，某部分的自己認為他沒有這樣做。然後，當其他部分的自己介入並提醒他自己的所作所為時，他可以對自己說出咒語：無人受害的犯罪。如果這場犯罪並沒有受害者，你就不真是個罪犯。你是個機會主義者，跟企業家沒什麼不同，詹姆士說的。你是個機會主義者。

更重要的是，他想告訴蓋兒——就是她會告訴他的那種新聞報導。五分鐘內**一萬八千英鎊**，她會這麼說。**一萬八千英鎊**。事實上，他以為她**會**告訴他，以為她會從當地的報紙或其他什麼的讀到，他心想。

他避開了報紙、新聞、一切消息；詹姆士說他會留意，如果有任何蛛絲馬跡，任何需要擔心的事，都會讓他們知道。到目前為止，相關報導都跟其他案件無異，但警察沒有掌握到任何關於他們的證據。而且警察或許會給人一種關懷的外在形象，但他們不會浪費資源在追緝銀行搶匪，詹姆士說。沒有人喜歡銀行，無人受害的犯罪。

只除了，他今天想要告訴穆爾卻不能說的是，那天早上的某個時候，他在購物中心搞丟了結婚戒指。那戒指原本就偏小，那天早上他的手指在高溫下有些腫脹，於是他把它拔下來，放進皮夾裡。接著在提款機旁錢包全弄亂了，還有假裝在找他的卡——肯定在那時就已經掉了。當他離開購物中心時，因為感到很高興，並想將這個感受和蓋兒聯繫起來，準備要把它重新戴回去，而它不在那裡了。

即使他應該要說，但他不能告訴其他人，如果在機器附近找到戒指，上面有他的DNA什麼的，那肯定就玩完了？但除此之外，關於遺失戒指，還有別的地方令他苦惱，讓他感到渺小或失敗。這個戒指是蓋兒唯一買給他的東西，是個便宜貨，但當時卻把她所有錢都花光了。多麼可笑，在五分鐘內得到一萬八千英鎊，卻失去了他唯一真正珍視的東西。他不敢告訴蓋兒，他出於某些原因感到害怕。**因為她很可怕**，穆爾說的。但她不是這種人，她只是個一無所有的人，僅此而已。失去金錢和東西，或缺乏金錢或東西，都讓她害怕，讓她不安，僅此而已。

但他能做什麼？他總不能走到購物中心的失物招領處說，我上週剛好來搶了自動提款機，但搞弄了結婚戒指。他甚至不能回到購物中心或附近。總之現在不行，也許永遠都不行。

愛的繁衍。他先前在第三電台聽到的一句話。他沒有真的在聽，他從來不聽歌曲之間的聊天。不是歌曲。**作品**、**交響樂**，諸如此類的。蓋兒和凱莉出門後，他坐在廚房的桌子旁，想著他母親擦亮她那銀色的枝狀燭臺。那是她嫁給他父親之前的過往生活中僅存的。在那個窄小的公有住房裡，它顯得不合時宜。

他思考的同時，廣播中的他們聊到一些關於**愛的繁衍**的事情，而這句話引起他的注意。在那一瞬間，他看到銀色的光芒散落各處，也許是燭臺的影像和這句話的融合，這對他來說沒有多大意義，但卻有一種感覺，像音樂。感覺像是蓋兒身處在銀色的光芒中，是她穿著婚紗的輪廓。

然後歌曲開始了，《費拉拉文藝復興時期的婦女》，他已沉浸在遐想中，想著他置身教堂。他從來不做白日夢。最後，門鈴響了，他不得不甩甩頭，站起身來，讓穆爾進門。

二十七、凌晨五點

不，一切都不對

凌晨五點：

夜晚的潮水彙集成一股潮浪。做不到、做不到、無法應付、無法繼續下去。太多醒著的夜晚，太多黑暗和孤寂，做不到。不知不覺中在樓下，來回踱步，像個瘋子，顫抖，拉扯頭髮，想方設法找尋真正的北方。我真正的北方位於客廳，令人震驚且昏昏欲睡，他手握著我的手腕，噓～沒關係、沒問題，都沒問題。想尖叫，發現自己在尖叫。「不」似乎是大腦唯一記得的字，

一切都不對，

不。

隔天，萎靡不振、雙眼疼痛，躺在沙發上，恐慌以緩慢、低湧的方式在我全身上下移動著。他說，此刻我應當為妳表演我那出名的佛朗明哥舞。

接著來了一段尷尬的揚首闊步，一手高懸，一手在後，肩膀下傾，膝蓋彎下，這樣古怪的婀娜舞姿，在我的視線下來回反覆。你太荒謬了，我說。我心中

某些陰暗消沉的地方不想被娛樂，然而它就在那裡，歡欣的幻想從我心中那股黝暗陰沈找到了出路，悄然爆出笑聲。

二十八、寫作就是做夢

我的自我是藉著碎片所理解的自我。我的自我是零散的東西。我看著鏡子，而我不太了解自己。我看著自己寫的東西，就像是被介紹給我的靈魂一樣。每一次都像第一次，不一定喜歡我所看到的。

我從密碼中得知自我。我知道我對母親的燭臺感到困惑與著迷，因為它以自己的方式進入這本書，接著它再以自己的方式進入這本書的故事中。我已經三十年沒想起那個燭臺了；然後我想起那首〈你心中的風車〉，彷彿這兩個東西是相融在一起的，雖然在現實中它們可能從未歸屬在一起過。然後，我剛剛虛構的銀行搶劫案無名男子突然為我母親的燭臺感到悲傷。我知道當我借調自傳的片段來虛構一個角色時，我是在嘗試理解自傳的這個片段，也許它們會為我解釋，也許不會。我現在都明白了嗎？不，這並不容易。寫作就是在作夢，並不是所有的夢都能夠解釋，而且，並非所有解釋都是正確的。而且，並非所有解釋都是有趣的。而且，夢就是事情本身。

寫作就是作夢。幾年前我才發現這件事。那是清醒時的作夢——潛意識在意識中踮著腳尖行走，剛好足以駕馭夢的難以捉摸。我總是聽到有人說寫作是借鑒於潛意識，但事實並非如此。寫作**就是**潛意識本身，它利用意識。

在夢中，潛意識找到方法去清楚表達、戲劇性描述、體現在清醒時生活中發生的事物，那些重壓在我們身上的感受、恐懼和慾望。進行此事時，夢有著驚人的創造力和表現力；它從不為隱喻而困惑，從不為細節掙扎，也不會為了沒必要的事而努力。它實現了難以言喻的事。我常常夢到自己在只有一英吋深的游泳池裡游泳。即使我意識到水深只有一英吋（意識到它的時間比其合理應該要有的還長），還是繼續游泳。當我捕捉到這個夢的感覺時，那是我熟悉的東西——複雜且具體的壓縮了許多我無法表達的感受，與某種徒勞、絕望、堅持有關的東西，沒有其他隱喻能夠完美捕捉。如果我正在寫作，我正在找尋一個隱喻，能將這些確切的感受按比例確切的混合在一起，我會抓住這個隱喻並為此感到高興。

就是這樣。有些日子我寫作，我寫的東西會直接從潛意識浮現，不受意識干擾。這些沉澱物，有些是金色的，有些是淡金色的，都藉著文字傾瀉而出。

我的頭腦是嘈雜的。它想著有用的想法，並對於每一個有用的想法，都思索著另外四百種無用並重覆的想法。而這些無用並重覆的想法中，有很大一部分是有害的。應該和不應該。自我的剔除，及對他人的剔除、恐怖、懊悔、譴責、舊有觀點。所有的一切到了我這裡，都成了未經編輯的嘮絮、持續爆炸、消散，爆炸、消散的煙火。未經編輯、讀不下去且不可能吸收。只是持續不斷在頭腦中爆裂、爆出花火和爆炸。

如果頭腦是嘈雜的，那麼潛意識就是無聲的劇場；這裡有著來自意識、恐懼、慾望，應該與不應該的演員們，但他們被縮減成一個核心角色，他們裝扮後重新登場。他們以臉色、物質、情緒、語調和肌肉組織再現；他們以密碼，符號，扭曲的形式出現，直指我的本質，不論那是什麼，不管那是什麼。

應該與不應該。自我剔除與判斷與恐懼與憤怒與懊悔。頭腦是個暴君；告訴你應該與不應該做什麼，從來都與你做了或沒做什麼無關。頭腦是個忍者。當我在寫作時，那些都無關緊要，因為沒有什麼是應該或不應該，甚至沒有太多的自我。似乎有一個意識的中心，似乎是雙手在一小片字母風景中摸索，非常神祕地，駕馭著那股朦朧意識中發生的種種。

寫作救了我的命。在過去一年，寫作是除了睡覺之外最好的事。有時候比睡覺更好。當我寫作時我是神智正常的，我的神經安定下來了。我很正常，正常。我變快樂了。當我寫作時其他的事都不重要，就算我寫出來的東西很糟。我從某種開放、難以捉摸的潛意識，那粗略地稱作「我」的無形出發，只能以無和烏有來定義，只是形體在其中移動的沉默。然後是文字，文字駕馭事物。有組織的舒適、引領混沌的舒適，不是試圖消除混亂，而是引領混沌走向邊界，帶走無限與熵的問題。提供完整的幻覺。從某種意義上來說，我開始在我寫出的文字裡看見自己，從它們許許多多的世界裡，散亂而自由。

一個晚上不知從何處傳來的一句話：**愛的繁衍**。它不斷在我腦中迴盪，我不知道為什麼，但感覺就像是一種寫作的定義。頭腦在這麼多排列和配置中拋擲出想法和信念，我們被它奴役，被我們自己思想的輸出所奴役。頭腦是個監獄。當我們寫作時，噪音被蒸餾和提鍊，自我可以找到出路，我認為那就是愛——從自我逃離的自我。

二十九、請保持睡眠衛生

「醒著的時候妳有躺在床上嗎？」

「有時候我會爬起來，那沒有幫助。我會為了爬起來感到生氣。我不想爬起來，我想要睡著。客廳有一隻大蜘蛛，每到晚上就會跑出來。我不想跟蜘蛛一起待在客廳。我想要睡著。」

「妳不該在清醒時還躺在床上。妳有聽過睡眠衛生嗎？」

「有。」

「睡眠衛生就是要讓妳的睡眠習慣盡可能穩定和規律——規律的睡眠時間和起床時間，晚上不要使用電腦和手機。」

「有，我聽說過睡眠衛生。」

「讓妳的房間保持黑暗和安靜——」

「你說的都沒錯，但我的房間不暗也不安靜，我住在馬路邊，路燈會直接射進我的房間，還有不間斷的車流。」

「妳有沒有考慮過遮光窗簾？」

「我有一個。」

「遮光窗簾真的值得一試，那耳塞呢？」

「我有沒有想過要用耳塞？」

「如果噪音會影響妳——」

「也許這就是我的問題了，我沒認真考慮過要用耳塞。」

「還有，不要醒著躺在床上超過二十分鐘——床只是用來睡覺和親熱的。不是用來醒著躺著的。晚上不要太晚吃東西，不要喝酒，中午過後不要攝取咖啡因，戒糖，晚上七點過後不要做劇烈運動，睡前泡個熱水澡，但不要太熱也不要立刻就去睡，讓妳的房間保持涼爽通風。」

「這些我都做了，無濟於事。」

「過一段時間，會有用的。」

「過一段時間了還是沒用，我感覺無法得到幫助。」

「沒有人是無法得到幫助的。」

「我就是。」

「沒有人是。」

三十、是否是十五年前的恐懼、威脅感、攻擊預感，讓失眠浮出水面？

十五年前在澳洲的一個晚上，當我獨自走路回家時，遇到一個攻擊我的遊民，他用一個不明物體猛砸我的頭，而我用手擋著頭，混亂地（現在想起來，不明智地）爬進灌木叢中一小塊空地裡。他敲打完我的頭後人就不見了，而我跑出灌木叢，朝一個計程車招呼站跑去，那是這個荒蕪小鎮上唯一的求助管道。

我雙手捧著頭坐在長椅上，等待救護車到來，手上沾滿了鮮血，血液以我無法理解的方式浸溼了我的牛仔褲，並滴在我的鞋子上，因為它來自我的頭部，而那種程度的血量令人聯想到死亡，但我還活著。

十五年後的晚上，我強迫自己記住這一點。假設想起一些客觀上不好和嚇人的事，或許能使我的思緒從焦慮的抽象中抽身，或許能提醒我那跳動的心，還能安然地躺在床上是幸運的。感覺到我頭頂上那條長長的疤痕或許能夠激勵我要好好照顧自己，擺脫用頭去撞牆的衝動。頭顱的損傷一生一次就夠了，夠了。用這顆完好的頭好好過日子吧。同樣的，我的手骨曾經跟金屬骨架釘在一起。而或許，若我重新回想那段記憶，我可能會找到，那件事，故障的源頭，在十五年後以失眠的方式浮出水面。也許是對黑暗的恐懼，一種殘留的威脅感，一種使我時刻保持警惕的攻擊預感？

但它並沒有產生任何結果。它逃避分析。取而代之的是，每次回想時，攻擊本身這個記憶就變得更加遙遠及無趣，僅是個故事。即使之後立刻回想，我還是沒法找出它除了是個故事以外的東西。在醫院時，他們為我提供了諮商服務，我接受了，因為當時我在澳洲沒半個朋友，而那是一種陪伴。評估我那斷裂、重組的手和纏著繃帶的頭後，他們說，你一定會感到精神受創，而我很認真地嘗試，但是最後不得不承認我並沒有。我擔心的是我再也不能畫畫，也不能打網球了。在此之前，我一生中可能打過四次網球而已，所以這似乎是個有點奇怪的擔心。

我感覺，我說。我感覺。我感到空白。那是正常的，他們說，一開始會感到空白，那是創傷的一部分。不，我說，我感覺。不是那樣的空白，而是像白色的空白，我感覺到——白色。我感覺很白。

從那時起，每當我想起那個襲擊，這種白色都會成為主導。我等待著這份經歷變成灰色或黑色，現在我明白它不會改變。它就在那裡，當我必須要從照片指認程序中指出那個男人時，令我驚訝的是，我立刻就認出他。當他們讓他進了監獄，它就在那裡；只是一片白色。我找不到任何對他或對任何事物的批判或厭惡。似乎在我內心，我想我可以稱之為是一個宇宙的祝願。有一點像是曾經有一個晚上，我吃了搖頭丸，平靜地盯著一個矮樹叢。其他人都在跳舞，而我在悶熱的八月天，坐在日式花園裡的一座拱橋上整整五個小時，祝願矮樹叢一切安好。

這感覺是白色的，就像雲層覆蓋的天空被看不見的太陽均勻照射著，明亮的白色；不是空的。它直接照向內部。溫暖、白色、持續不斷。它不會進一步量化。它拒絕妥協自身的白色，或拒絕自我拆解或解釋。我從很久之前就放棄嘗試去理解它。祝願只能傳達它其中一部分。我唯一能找到觸及它中心的字詞就是愛。

三十一、長眠的保羅表哥IV

一個女孩和一個男孩（他們是表兄妹），在後花園遊蕩，做過了蹲伏在月桂樹的樹床上，用木樁標出敵軍防線；做過了把球丟進歐洲雲杉裡；連把蟲子放在露臺上面，等待知更鳥的到來也不再覺得有趣。今天，也無法用石頭從十公尺外將柵欄柱上的另一顆石頭打下來。他們已經繞著爺爺菜圃的鮮綠草徑跑了太多趟了。

我們來玩點別的吧，他們說，但想不出什麼點子，於是有些意態闌珊地，用榛木樹枝將幾隻蝸牛彈射到花園牆上，可憐了那些蝸牛。

就在這時候，一個穿黑衣的高個子出現了，帶著長柄大鐮刀，說：我有一個遊戲。

是嗎？

是的。我不會告訴你們規則，或它的目標是什麼，但不管怎樣你們都必須玩，雖然沒有規則也沒有目標，會一直有正在用錯誤方式玩的感覺，而當你們結束這個遊戲時，你們都會死，OK？

不太OK。

ＯＫ？

不太——

ＯＫ！去吧，孩子們。

逃離那個黑衣人之後，女孩和男孩，儘管他們不願意，還是開始玩起這個沒有規則也沒有目標的遊戲，因為似乎沒有選擇的餘地。夏天的天空，到了秋天轉濃，到了冬天轉薄，散入到春天，蔓延到了夏天，他們玩的過程中這種模式不斷重覆，直到幾年過去了，他們兩人現在已然成熟的頭腦都以某種方式理解了死亡這個概念，那是原先青澀的孩童思緒未能理解的，他們一致地想要知道，那一天來找我們的，是死神嗎？我現在可以確定，因為我想到了當時我看到一把長柄大鐮刀——

然而太陽從遠方，溫暖了男孩傷痕累累的臉頰，溫暖了女孩傷痕累累的手，並以它的燦爛光芒否定了這個問題。

很多年後，這個男孩和女孩，會以他們的後見之明，明白當初，當太陽樂朗地溫暖了他們的臉與手指時，它並不完全誠實。太陽不是已在它一百億年的半途了嗎？它不就是以燃燒氫氣和製造氦氣來溫暖我們，難道它不會在某個時刻耗盡氫氣，而減少，而死亡？

它對生命的歌頌不就只是走向死亡的動態過程嗎？女孩這麼問。

我覺得氣炸了和被騙了，男孩說。

他騎著自行車騎了七十英里。

三十二、無眠思索Ⅰ

——愛、悲傷、生命，與死亡

愛、愛、悲傷，全都捆綁在一起，妳的繼父突然去世了，太過年輕，歷經大量的苦痛，妳的兩位祖父、妳的奶奶、妳的叔叔、妳的表哥、一些朋友的朋友、一些家人的朋友、五隻狗、兩隻貓，就這些，妳很幸運了，幸運、痛苦、愛、悲傷、生命、愛、失去，全都捆綁成一體，妳曾經歷過的流產，痛苦，大部分是身體上的，聖誕節在毯子底下度過，像孩子般包得緊緊。

有個孩子剛剛好，在史特拉福的安妮之家裡看著一張桌子被翻過來，所有的寒冷與黑暗，橫柱與茅草。校外教學，無人可訴說那種關於體內的擰絞和死亡的饒舌說唱。校外教學之死；大概會刊登在地方報紙上。後來的血液和羞愧以及處理衛生棉，對於那天早上還是個孩子，然後一下子突然就變成一個女人的這回事感到困惑。還沒準備好，還沒準備好！不樂意地踩著步伐走下樓，打開電視，在憤怒中看著《家族風雲》[27]。

二十多年來的捆綁，更多的血，人生就是血血血，聖誕節是灰色的污跡。嗯，那時是錯過了，妳還沒準備好。怪不得，在妳身上從來沒有母愛的衝動，怪不得，所有的一切都隨著妳的懷疑、妳的恐懼而溜走。滿滿的自我，容不下新的自我，妳需要的總是比別人需要的更多；「母親」是個奇怪的詞，令人想起一塊岩石，寧可移動，潮起潮落，也不想當一塊岩石，不想給他們帶來生命的負擔。感受生命的重擔。有時太多，對其他人卻不夠，起起伏伏，結局卻是如此煞風景。死亡。不想要創造或愛那些終將死去的人事物。於是，不斷奮發向上，愈來愈成功，開始寫作，並從中得到慰藉，在無窮無盡的文字裡，妳駕駛著飛機，妳可以翻轉這個世界。

六年過去（像數雞蛋般數著妳的時間），妳意識到，是一場玩笑！整個全部，整個遺憾的全部。問題本身就是一場玩笑，一場騙局。妳會或不會？妳能或不能？是或不是。準備好了或還沒？一場騙局，一場混亂，那從來就不是一個選擇，從來就不是妳的選擇。妳覺得發生了什麼事——所有的時間，身體像那樣，臀部、子宮、血液，妳覺得如何？三十多年來的每個月，都把自己準備好去容納

---

27 譯註：Dallas：家族風雲，是美國黃金時段的電視連續劇，從一九七八年至一九九一年在CBS播出。描述了德州南部石洋農業帝國Ewings家族的故事。

這種生活，就像有人為了一場大冒險而打包他們的行李一樣。

勇氣，是妳所看到的，就是這樣的持之以恆；有個聲音已經呼喚了三十年。不用，謝謝，妳說，但它並不是問句。**不用，謝謝！**妳在那，在憤怒的狂奔。妳在那，一個孩子剛剛好在一張桌子上，那剛剛好是莎士比亞未來妻子的桌子。妳在那，長大成人，以自己的技藝引領飛行員，**妳所想的就是妳擁有的技藝**，空中的襲擊，文字的襲擊；妳在那，認為這也許是妳的天命，也許妳的天命並不是複製自己，而是以某種方式產出自己，將自己帶入文字之中。也許是因為妳的女人身份是以如此莎士比亞的方式展開，使得妳的命運是以文字，而非奶嘴、尿布和書包為背景？

那不是什麼崇高的感覺，更像是一個盼望。一個幾乎不會讀寫的建築工人之女。他讀過的第一本書就是妳寫的第一本書；那花了他一整年極度痛苦的時光。從那之後，他唯一讀過的書就是妳寫的其他本書。咬著牙根斷斷續續地讀。這份愛意的展現，令妳感到受寵若驚的愛，以及他是如何的自豪和害怕，自豪的是他的女兒可以寫出那些他不懂的東西，害怕則是因為他不懂。不知道文學是如何進到妳的身體裡的，妳的身體倒是吃進很多芬達斯脆皮鬆餅和加熱速食，妳的閱讀來自《太陽報》，爸爸每天都避免盯著乳房看。妳是怎麼寫出五本小說的？妳在那，十二歲時在安妮之家的廚房裡，翻轉桌子，揭露命運。轉大人、成為女人，成年是為了創造文字而非孩子，這就是妳的想法。

五本小說之後，想一想，妳是怎麼想的？文字。文字！那所有的血液都只是為了文字？妳沒注意到嗎？那並非選擇，成為母親並非選擇。是它選了妳，當妳的兩個X染色體第一次出現時它就存在了，跟莎士比亞或桌子都無關。早在十三年前，就是那個時候。妳拒絕了一個無法拒絕的提議。讓妳的頭腦決定妳身體早已決定的事。不是妳的錯。沒有人讓妳做好準備。

從沒有抽出空去做別人都在做的事。從沒有設法得到一支手機，也許有一天，所有人都會進展到心電感應。永遠不可能接受這些事情——為人母的榮耀、隆起、容光煥發、母乳、生日、厭倦、幸福。大自然的母性、大地之母、耶穌的童貞之母、萬物之母、母親。別在意這些夢想，把它們放在一邊。別擔心形塑妳的人生，留下的就是它的形狀，這個新的創造物所帶來的負面空間。變成一個負面的空間，被自己的光所遮蔽。妳就是這麼想的。所以妳沒有。

也思考到過多的死亡，將死的，離開或者是被離棄。從對侄女們的愛（強烈且深切）推斷出對自己孩子的愛（更加強烈，肯定如同老虎般，且火燙到無法碰觸）。然後從愛推斷到失去，這種案例太常見了。想太多了。人生艱難。是一個奇怪的禮物。經常不甚友善的禮物。成為給予者或做出這樣選擇並不是我的權利。不是我的權利，妳這麼想。於是生命說：那誰來給我？如果這不是妳的權利那是誰的？不是我的權利，妳這麼回答。像妳一樣的公平而固執。

時間消逝了。

那麼，妳該怎麼處理潮汐退去後所留下的這種洗滌？這是什麼？語言。過去，屍體連掛成一排。無眠的夜晚。狗在吠叫。胡桃樹擺脫了夏天。晨霧。白色，明亮的天空，不是空的。一種白色的感覺。過多的白色，妳女性染色體的雙吻，未充分利用的，外溢的，潮汐退去的洗滌。

妳以為是一種選擇，接受它或捨棄它？這不是妳的錯，妳當時並不知道。不能捨棄基因的育種，不能捨棄妳自己。看吧。妳自己的潮汐已退去。剩下的只有白色的天空。如此明亮，彷彿背著光。妳現在要怎麼處理這一切？那片白色？**想要一個更好的字：愛。**愛、悲傷、失去、愛、生命、愛，全都捆綁在一起，無法拒絕。現在。如此地多，雙手都滿載了，沒有足夠的地方可傾倒。妳已拒絕了無法拒絕的。那麼，現在妳該怎麼辦？

三十三、試試看薰衣草，保持積極正面，然後專注

「為什麼不在枕頭上噴點薰衣草？」

「因為薰衣草對我沒用。」

「試一下又不會怎樣。」

「在月光下用乾燥的葉子磨擦我的臉是不會怎麼樣，至於有沒有幫助，那就不知道了。」

「要保持積極正面的態度。」

「是嗎？」

「不要捲進消極想法的漩渦。這聽起來或許很老掉牙，但睡前一杯熱牛奶確實會有幫助。是很療癒的事，做一點對自己溫柔的小事。」

「那從頂樓窗戶跳出去也算是對自己的一點仁慈嗎？」

「妳不是說這些課程對妳有幫助？」

「是啊。」

「所以嘍，試試看薰衣草，保持積極正面，然後專注。記得，不要醒著的時候還躺在床上，爬起來，做一些不用動腦的事。收拾洗碗機。熨點衣服。或許玩個拼圖遊戲。溫柔又美好，對吧？」

三十四、睡不著的夜裡，我拼圖

我沒有洗碗機，或熨斗。我曾經有過一個熨斗，但不知道跑哪裡去了。

「倫敦塔紀念日」——一大片罌粟花海不可置信地從一棵樹越過整座牆面，像瀑布似地瀉成滿片紅河，後面是虛構的倫敦天際線。從救助兒童基金會購得，售價四點九九英鎊，對於一個慈善商店賣的拼圖來說算是相當昂貴，但那一大片難以辨別的紅色吸引了我。這意味著許多細小無結果的時間就這麼流逝了。憑著像瑪潔麗．坎普[28]或諾里奇的朱利安[29]那些虔誠之人的謙卑和順從的毅力，凌晨二點半，我坐在客廳地板上，把畫的背面當作木板，從五百片拼圖中像釣魚般尋找邊角。紅色的邊角在下面這裡，灰藍色的在上面那邊。肯定沒有足夠的邊角；遠遠不夠。

「倫敦塔紀念日」是一個帶有新奇拼片的木製拼圖，全都以戰爭為主題。有塊拼圖的形狀是一支步槍，另一塊的形狀是一個士兵，還有一塊則是靴子。一頂鋼盔、一座高塔、一匹馬。我不知道我的人生會走到這種地步，在凌晨二點半把一片靴子形狀的拼圖埋在小黃瓜[30]上。生命中有些時刻彷彿與我無關，像是掉落在門墊上的明信片一樣。我可以看著自己生活在其中，那些怪異，或世俗。

凌晨三點，凌晨四點，第三天晚上，那片罌粟花海終於彙集一起，而夜散去了，我在五或六點左右躺上床。我的情緒低落。我想，這世界是一個熊坑。這些人全都死在戰壕中。我們佩戴罌粟花，且仍然參戰。隔天晚上換「泰晤士河畔」，二組一入的拼圖。一組是畫得很爛的溫莎城堡人物風景畫，另一組是畫得很爛的馬洛風景畫，有個碼頭、一座橋，教堂上空還有一道超級假的彩虹弧線。當妳要拼排邊緣時，總是找不齊所有拼片。但是不用擔心：救助兒童基金會的員工會清點所有受贈拼圖的拼片，以確保它們一片不少。

外面街燈昏暗，雪在黑暗中落下，客廳的溫度顯示為十四度，我被這個貼心舉動給吸引了。某個人已經清點過這些零件。某個無酬的人已經數過這些零件，

---

28 譯註：Margery Kempe：英國基督教神祕主義者，透過口授撰寫《瑪潔麗・坎普之書》（The Book of Margery Kempe）而聞名，有些人認為這部作品是第一本英語自傳。

29 譯註：Julian of Norwich：英國修女，基督宗教神祕主義重要人物。於一三七三與一三九三年先後發表了《神聖之愛的啟示》的初版和加長注釋版，被視為第一本由女性書寫的英語書籍。

30 譯註：Gherkin：這裡指的是聖瑪莉艾克斯三十號（30 St. Mary Axe）摩天大樓，暱稱小黃瓜。

於是沒有人會失望；那麼這個世界上就會少一點失望。也許它並不是個熊坑。我將俗麗的彩虹，教堂的尖端和橋樑的護欄拼接起來，馬洛出現了。

三十五、無眠思索 II

——「大英」這個國家有多「大」？

大英橋。大英烘培大賽。大英人民。

大英人民說話了！

文法說明：「大不列顛」中的「大」指的是構成這個國家的國家組合，如大曼徹斯特指的是構成這個城市的大都市自治市鎮的組合。「大」在這裡是個形容詞，它的意思是「包含相鄰的地區」，或「合併」或「大量的」——如同大平原或大堡礁。但最近，這個形容詞的含義有了微妙地轉變，變成更主觀的用法，意思是「高於平均水準的」、「最重要的」、「非常好的」、「優秀的」。

「大」這個字的形變是一種微妙、溫和的擾亂；看似無害的小小文字遊戲。然後它被用來喚醒兩個非常獨特、關於國族的想法：一個使人想起帝國品味——大英橋、大英鐵路之旅；另一個使人想起戰時的時代精神，一種不無怪奇的集體團結——大英烘培大賽、大英縫紉大賽、大英小菜園大挑戰。這一切都很好；為什麼不慶祝我們輝煌的過去，為什麼不團結起來呢？為什麼不慶祝我們身在一個集合茶葉、格紋桌布、彩旗、遍地毛地黃的夏日，以及深厚且明智的保守主義國家呢？不列顛隊。為何不？這夠無邪了，而且我們當然應該被允許擁有並慶祝一種國族認同。

但是改變「大」這個詞的含義是陰險的。《每日郵報》輕描淡寫地宣傳我們這個廣袤、古老而深沉的國家，像叔叔伯伯般，念舊、優越地施予那些不那麼「大」的侄兒侄女們恩惠及幫助。「大」究竟指的是什麼從來就不清楚：不知是作為還是品質。什麼大？怎樣大？大英這個詞的回音，最多指的是身形、地位和榮譽，往壞處想，則是浮誇自大。

這也許不是我國國名的新用途，但過去幾年來已經被用到變成一種口號，一種品牌。大英價值、大英大眾。這些口號都是大衛・卡麥隆的大社會（Big Society）政府的浮誇修詞，並受到右翼媒體的膨發——二〇一五年大選後，《每日電訊報》的一篇文章讓卡麥隆這場明顯的勝利登上頭條新聞，標題是：「這場選舉的另一位贏家？偉大的英國大眾」（The election's other winner? The great British Public）。（用後見之明來看這個標題比當時更為荒謬。）標題裡的「偉大」沒有大寫；《每日電訊報》甚至不去假裝「大」一詞是屬於大不列顛這個國家的名字；只是一個描述用的形容詞。傑出的英國人民。出色的英國人民。

我發覺這很奇怪，也很令人懷疑。誰說我們很偉大？到底**偉大**指的是什麼？我再問一次：偉大在哪？在於生為英國人？在於以《每日電訊報》希望我們投票的方式去投票？從什麼時候開始偉大了？一直都很偉大，還是只有最近？是我們所有人？還是只有那些以《每日電訊報》希望我們投票的方式去投票的人？

三十六、我對一切感到生氣，而這讓我了解恐懼

我對死亡感到生氣。我對工廠化養殖感到生氣。我對因為無意義地圖謀戰爭和男性主義政治，而使他們的人數減少並且成為無家可歸難民的葉門人家庭感到生氣。我對我的國會議員，那個在議會上代表我的人感到生氣，他就是雅各·芮斯－莫格。我對漫不經心地重覆歷史錯誤感到生氣。我很生氣，當我們讓唐納·川普成為世界領導人的那週，我們失去了李歐納·科恩，這在某種程度上即使魔鬼都畏縮了。我對於我的鎮上沒有人遵守車速限制感到生氣。我對於我的鎮上甚至沒有人遵守車速限制的兩倍感到生氣。我對這個偉大國家的騙局也就是脫歐感到生氣，這撕裂了我們的價值觀。藉由一些可怕技倆對我們國家造成的侮辱，使我們的自信被換成了傲慢、我們對優越性的容許、我們對卑劣的力量、我們對公然恐懼的自然恐慌。他們說，人們很生氣。人們正在反擊。

這是真的；人們很生氣。這個人很生氣。而我了解恐懼。去年這一年我所看過的凌晨四點多過於我所能計算的，而凌晨四點是一個充斥著恐懼的時間。一輛汽車超速駛過我們的小鎮，撞上我們房子外的減速丘，用那樣的速度撞擊以致我們的床都晃動了，然後我醒了。你這個王八蛋，我心想。我賭你一定投票贊成脫歐。然後我希望每一輛超速的車，每一輛被誇飾為SUV的車在速限每小時二十英里下以五十英里的速度疾駛，後座載著一號親愛的和二號親愛的，還有可卡犬在後座行李箱的車，都禁止進入我的小鎮，以免汙染我必須呼吸的空氣。也許我們可以把肯特郡[31]送給那些脫歐的選民，我想。我們可以將其分區，然後就可以分給他們。

這個想法讓我得到罕見的一個小時深度休息。

31　譯註：Kent（肯特郡）是英格蘭東南部的一個非都市郡，是英法海底隧道和渡輪港所在地，一旦脫歐，將對英國貨運業務，經濟和交通都造成嚴重影響。

三十七、凌晨六點

夜晚是另一個星球

凌晨六點：

夜晚是另一個星球，跟我們的有點像。黑暗，當然是黑的，但黑暗是來自不同角度的千百種樣態。黑暗環伺光的許多端點。街燈的矩形輪廓環伺著百葉窗。烤箱上時鐘惱人的報時令我想哭。二：二六、三：四九、四：一一、五：四八。國產天氣預報裝置的LED霓虹燈將廚房染成綠色和橙色（現在微冷，明天回暖）。立體音響的待機狀態、螢幕上閃爍的紅光、電源充電器的綠光、透過法式玻璃門的一方夜空，以及有時會將客廳變成藍色的月光。花園裡各式各樣的黑隨著斜度消逝。對面遠處的山丘和汽車的大燈在穩定光線中蜿蜒而下。警燈。

今晚的月亮已經變成一種濃郁豐厚的黃色，肥滿的新月，低如一切。木星就在它身旁。現在我正在尋找它，當一個冬日的早晨到來，它就在天空的另一側，較小、較高，但依然出奇地明亮。

花園的桌子從露台上發出白光，紫葉山毛櫸在訓練有素的眼光之下是一個龐大的巨人。我可以想像草地、狹長花壇和裡頭的紅葉盆景，卻看不見它們。究竟是花園在黑暗中，還是黑暗在花園裡？黑暗是一種表象嗎？一個黑暗的花園，像一件藍色的外套。黑暗是一種狀態嗎？一個黑暗的花園，像一片冰冷的海。黑暗是一種數量嗎？一個黑暗的花園，像一杯滿滿的水。黑暗是一種判斷嗎？一個黑暗的花園，像一個困難的總和。

除了恐慌之外，還無法入睡，我坐在沙發上看著白日到來，一點一點地，像塵埃撒落。黑色的事物變成單調的灰。花園裡展露出我所知道的東西——路面、台階、草地和壞掉的長凳、一堆從榛樹砍下的樹枝、我從未完成的雕塑、小櫻桃樹及上面掛的祈禱旗。灰黃色的廣場，灰紅色的廣場。

三十八、失眠小說

——《愛的繁衍》III

愛的繁衍。

他把耳機塞進耳朵，他並不喜歡小耳塞那類的東西，但他太老了，不適合戴耳罩式耳機，他兒子說他戴那個看起來像個笨蛋。這可能是事實。他仍然有一個舊的MP3播放器，他堅持要繼續使用，因為它很簡單，而且只做原本就設計來做的那件事，不像手機可以做二百件不同的事，而且似乎都跟打電話無關。他的兒子把〈初生之犢〉（Absolute Beginners）放進MP3播放器裡，但也沒別的了。這是他目前僅有的。因此，他一路聽著〈初生之犢〉到購物中心，整整六遍。

說真的，最具諷刺意味的是，這位五十二歲的老盧德主義者[32]應該只詐領了三台自動提款機。詐領，很好的詞，聽起來比「搶劫」好多了，更無罪的意味。事實上，他根本不知道這究竟是如何完成的——幾英里外的電腦要如何控制提款機裡的電腦。即使在他和詹姆士的成長過程中，詹姆士就會用他們的雅達利遊戲機做出超乎他理解和興趣的事，編寫程式，編寫自己的遊戲。詹姆士是如何學會做這些事情的，這些知識是從哪裡來的，這擊敗了他；不是來自他們的父母。但這一點，以及敢於冒險——一種「管他的」的處事態度，似乎位於詹姆士的基因某處。

我絕對愛你。他喜歡這句歌詞，絕對地喜愛。如果你想知道的話，他最後的自由行動，是二〇〇二年和詹姆士一起在柏林看鮑伊，當時蓋兒正懷著他們的第一胎，那感覺就像被丟到另一個星球過一晚。當他回到家，他無法形容這個晚上，所以他什麼也沒說。但他後來但願，當蓋兒走上禮堂時，他有選擇播放〈初生之犢〉這首歌。

想像一下，那真的很完美。**只要我們在一起，其餘的都可以去地獄，我絕對愛你，但我們是絕對的初學者**。完美。也許他應該再結婚一次，這樣一來他才能夠做到。儘管，如果他找不到戒指的話，離婚的可能性更大，也或許，不會離婚，但會是更糟的事，沉默、失望、逐漸輕柔地殺死他，因為他讓她失望了。

---

32 譯註：Luddite：盧德主義者是十九世紀英國民間對抗工業革命、反對紡織工業化的社會運動者。後世也將反對任何新科技的人稱做盧德主義者

他不會找到那枚戒指的，他甚至不知道自己要回去找什麼，好像五天後它仍然會躺在自動提款機上。當他抵達購物中心入口時，就已經知道這是一個錯誤；那台機器已經被警察用膠帶封住，有一個標誌，因為太遠無法看清楚，但想必是徵求目擊者，而看見這些，讓他再次浮現嘔吐感。

直接告訴她你搞丟了，他想。所以呢？

回去吧，你這個白痴。回家。

／

她花了很長的時間朝著他耳朵旁邊看。真的是很長一段時間。他唯一意識到的身體部位是他的無名指，感覺赤裸裸的，就像去年夏天在多塞特海灘上的那個男人。蓋兒一直沒法看那個人，她坐了下來，凝視前方，偶爾朝自己的腳上扔小石頭。她說：「他為什麼一直不停地走來走去？」沒錯，那個男人，他到處走來走去。看到一個男人像那樣一絲不掛地在海邊漫步，真的很奇怪。不管怎樣，你只會看到他雙腿之間掛著的東西，無論你往哪裡看，都只看到那個。很奇怪，因為誰在乎啊？就只是一個老人的屌。但它不知為何無處不在。

「我真的希望你找到它，」她說，「那是我們的結婚戒指。」她的目光短暫地落在自己手上，但隨後抬起頭來再次盯著他的耳朵。眼眶泛著淚。「算了。」她聳聳肩。她的聳肩似乎是在說，**繼續吧，讓我失望**。然後她轉身，從床上站起來，消失在浴室中。

它真的就是太小了，他是這麼說的。那就是為什麼高溫時他得把它拔下來，因為他擔心手指會腫脹，而戒指會阻礙血液循環。這跟不愛她無關，只是因為它太小了才這麼做。她就是在那個時候朝他耳朵旁邊看去，「嗯，很抱歉，」她說。「下次我把一切都花在你身上的時候，我會盡可能的考慮周全。」

那就是他讓她失望的時刻。不是因為搞丟戒指（畢竟，她對此事已做好健全的心理建設了），而是因為他似乎因此怪罪她。他躺在床上，聽見她下樓，電視開著；已經十一點了。他正打算尾隨她下樓並好好彌補，但突然間他想起在客廳櫥櫃裡的那個燭臺，甚至沒有擺出來，只是放在櫃子後面，在一些未使用的桌墊後面，還有一盒從未被發現放在櫃子裡的壁紙漿。他以為蓋兒會喜歡那個燭臺。當他說它屬於他的母親時，她試圖表現出感激的樣子，但卻直接把它放進櫥櫃後面，幾乎像是它讓她感到噁心。

我絕對愛你。

就是這個，完美的詞句。我絕對愛你。有一陣子，他會同時半聽著電視裡低沉單調的說話聲，以防萬一新聞上出現他的詐領消息。**警方認為，他們已經找到了可能跟上週二在查克購物中心搶劫自動提款機有關的證據。**

但似乎只是一個情境喜劇中的胡言亂語。

／

愛的繁衍。誓言、信任和婚禮樂隊、漫漫長夜醒著陪伴孩子，多年的奉獻，盡最大的努力。多年來都困在盯看著監視螢幕，他、穆爾和連恩，四格畫面的螢幕，四處同時都沒事發生。蓋兒曾經說過，**我的丈夫在安全部門工作**，這句話既平淡又神祕，所以人們往往不會再多問。

詹姆士以一種溫和的批判看著他。「你的心神飄到哪了？」他說。

「沒去哪。」

「沒去哪，」詹姆士微笑。「大家都嘛沒去哪。」

「什麼意思？」

「你有沒有注意到，如果你問某人心神飄到哪了或他們在想什麼，答案永遠是沒去哪，沒幹嘛。我相信，這就是問題所在。可悲的是，我們的思維能探索一切，而我們卻是沒去哪，沒幹嘛。」

他有股衝動要回答，「事實上並不是沒去哪，我的心神飄到了某個地方，我正在考慮逃跑。」但他不確定詹姆士是否試圖誘導他並希望他坦承這類事情。而且，他也被那個字搞得很煩，逃跑。他真的在思考這件事嗎？

「我想再做一票，」詹姆士說，他把一茶匙的果醬扔到司康上來表明這個宣言。「就我們兩個。如果拆成五份就不值得，但對半分值得一試。」

就是這樣，就是這個——詹姆士吃司康的方式。他那愚蠢該死的司康。他吃它的樣子彷彿它是個愚蠢該死的司康，同時又彷彿那是人類所能吃到最棒的東西。就像他意識到，除非是那些他所完成、碰觸或吃掉的東西才會停止其毫無意義，不然世上的一切都毫無意義。

「不要，」他說，就像穆爾前幾天對他說的那樣。「不可能。」

詹姆士只是繼續吃東西，所以他又說了一次：「不可能。」

這個地方擁擠不堪，人聲嘈雜，是那些讓人吹噓胡扯的地方之一，有人花九英鎊在酒吧裡喝比利時啤酒喝到爛醉，而另一邊，像他和詹姆士，坐在鋪上白色桌巾的桌子，豪華的絨布座椅，在刻意仿舊的鏡子旁邊，喝著下午茶。每人三十五英鎊的下午茶。當他第一次走進來，並走向詹姆士站起的那張桌子，他大聲笑了出來，而詹姆士也和他一樣笑著，像往常一樣親切地擁抱他。

「哎呀，我現在有了技術人員的服裝，」詹姆士說，「所以不妨用它來得到我的錢。」

「你不覺得你已經有了嗎？」

「拜託。想一想。你要做的就只是站在那裡，讓一台自動提款機把所有的錢都倒進你手上。就這樣。其他的都交給我，然後我們平分。」

「我沒辦法，」他說，「我怎麼可以？看在老天的份上，我有家庭啊。」

作為對此的回應，詹姆士從一個非常高、容易濺出的高度，精心為他們倒了更多的茶。

我的丈夫在安全部門工作。他討厭這句話，並且希望蓋兒不要這麼說。這不是ＭＩ５（英國安全局），他告訴她。我在晚上監視一棟辦公大樓。有時候，我監視停車場。穆爾和瑪莉很久以前為此開了個玩笑——瑪莉說穆爾在不安全部門工作，因為保全工作似乎從來沒有持續超過幾年時間；預算刪減時，保全人員總是第一個走人的，或者他們的工作就外包了。你可以從任何地方監看螢幕。但蓋兒從來沒有真正的幽默感，總之不像那樣；她不會是那種能夠這樣開玩笑的人。

詹姆士往後靠，什麼都沒說。他有一張好看的臉，詹姆士擁有所有鄰家男孩的特質，略帶古銅色的誠實善良，他眼裡存有一種假裝不來的純然善意，即使年歲累積也不會失去的東西。

他看起來像他們的母親。任何對詹姆士的目擊，也就是對他們母親的目擊，反之亦然——對她消失的目擊，如果你可以目擊到消失的話。當她離開，他得照料詹姆士，因為詹姆士比他年輕八歲，他對詹姆士以及詹姆士對他的奇特關注，使得詹姆士成為跟他母親的離開本身同樣的事。這也和她父母留給她的銀色枝狀燭臺和酒杯，是同一回事——每當他們的父親毆打她時，她都要擦亮它們。然後她離開，她受夠了被攻擊和毆打的感覺，她這部份的證據傳給了詹姆士，不是他。詹姆士會逃避衝突，或者說從一開始就沒有置身其中。

「你對我們所做的，有感到不安嗎？」他問。

詹姆士的回答是立即，但思考過的，彷彿他已經在心中權衡並解決了這個問題。「沒有。一丁點都沒有。我們搶劫銀行。銀行，他們無時無刻在剝削我們。當事情全都搞砸的時候，我們，這些納稅人，為他們的愚蠢付出代價，而他們卻毫髮無傷的走掉。我們現在做的，只是一筆小數目，雖微不足道但很重要。」

「我仍然不敢相信我們做了。我做了。」

「再做一次。」詹姆士說。

他有一個畫面，蓋兒朝著他耳朵旁邊看去，不是看著他。詹姆士正直視著他，一向如此——不論他做了什麼或沒做什麼，詹姆士都依然看著他的眼睛。

再有個一萬五、兩萬的話他會怎麼花？他還可以為蓋兒或孩子們買些什麼他們原本沒有的東西，或在不引起注意的情況下會喜歡的東西呢？太多禮物會開始顯得可疑，而且不管怎樣，他的人生可能沒能長到能夠那樣花錢。他會帶著一筆鎖在工業區的儲藏室裡的小錢一起死去，因為沒人知道它在那裡，最終會落到倉儲公司手上。他可以把錢留給詹姆士，但詹姆士不需要，或者他可以直接帶著錢跑掉。他不會這樣做，但是他可以。事實上，對這筆錢，他只能這樣做。

愛的繁衍，愛有時看起來像是奴役。這些日子以來愈來愈像是奴役。他不喜歡思考，不喜歡思考他得到了多少錢，接著是那些時間，再來是那些自動提款機以及他所承擔的那些愚蠢、巨大的風險——不是為了他自己。

現在，突然間他在想，他出於某種原因想到了山丘，不是山嶽，而是坡度小的山丘和雷雨，還有一頭飄逸長髮的大衛·鮑伊在柏林的登台演出、《費拉拉文藝復興時期的婦女》、打鼓聲、二十鎊的紙鈔從自動提款機噴湧而出、他的母親在他們客廳的窗邊，以及詹姆士確切的笑容，而詹姆士現在正在他面前，看著他，感覺就像有東西奔湧而過，一陣風吹開了許多扇門。就是這種感覺，感覺他所有的門都被吹開了。

他開口說話，並且懷疑即將說出口的字是好。好，我會做，會是他將要說出口的。然後他的目光隨著詹姆士的視線朝向酒吧，那裡有二個警察正在與酒吧工作人員交談。接著，警察轉身，開始掃視整個房間。在他體內奔湧的繼續奔湧著，奔湧著。他感覺到曾經戴著結婚戒指的那一小塊肉，以及他身上所有被吹開的門都被釘回去了，而一切還是繼續奔湧著，奔湧著。

三十九、清晨七點半

彷彿穿著昨日出門

清晨七點半：

這是昨天在地板上的一堆衣服。我撿起來。或者，若是睡前的迷信使我隨便將它們折起並塞進櫃子，那麼我又再次把它們拿出來放回床上。

我穿上衣服，用跟前一天晚上脫下時完全相反的順序：胸罩、上衣、牛仔褲、套頭毛衣。在這個過程中，總有著令人難以忍受的事——一個徹夜難眠後早晨的穿衣過程，當你穿上前一天晚上從事睡眠儀式所脫下的衣服，彷彿像是在要求更多一些的睡眠。那堆衣服是公開的指責。我想說，他們嘲笑的是一種逝去的天真，儘管我知道這是沒道理的，但我在無意識下愈來愈將這種天真和睡眠聯想在一起。

我猜想這並不是一個新的聯想；這是我之前就創造出來的，當我在我的小說開頭寫下了第一句話：**我沉睡在天使的安眠中**。這也是我們從童年時期就有的——沉睡的嬰兒，不受良心或世界的重量而煩擾，或在童話故事中，人們沉睡了一百年，或是因為心胸狹窄邪惡之人的藥水和咒語而失去生命狀態；莎士比亞在《羅密歐與茱麗葉》中寫道：「一有憂慮，便難以入眠」，而在《馬克白》裡則是：「那清白的睡眠，把憂慮的亂絲編織起來的睡眠」，他稱之為「受傷的心靈的油膏」「生命的盛筵上主要的營養」。那裡有死亡，最終的臣服和永恆的安息，無夢的睡眠，和解，寬容的毀滅，無論如何都放下，無論你的生命是什麼，最終的祝福都會來到。

睡眠。睡眠，像錢一樣，只有在你擁有太少的時候才會想起它。接著，你會無時無刻想著它，有的愈少，想的愈多。它成為你觀看世界的稜鏡，除了與它有關的事物之外，一切都不存在。

穿著昨天的衣服，我出門去，帶著過度疲累的心在索伯里斯丘上晃蕩。這個早晨是灰色的，但並不晦暗。一月的陽光和十二月的不同，已經開始有了那股將在春天達到頂峰的清澈和遼闊。小巧的雪花蓮在奮力生長。山茱萸是酒紅色的。黑刺李的茂密使灌木叢變成淡淡的藍色。美麗的，令人驚喜的藍；是為水和天空預留更多的一種顏色，若非在大自然裡，你看不到那麼多的藍色。榛樹上懸著大量淡褐色的花絮，繁忙的垂直標記就像是由打字機打出來的一樣。那邊那棵樹的樹枝，不管它是什麼，都被地衣覆蓋著，擁有屬於自己內在的陽光光度。一隻狗想吃我的圍巾。太陽剛從對面的山丘後面升起，輕輕推開灰色，現在的山頂短暫地呈現橙黃色。然後又走了。我發現自己在哭。

我們該怎麼生活？有那麼多的痛苦——我自己的只是巨大掛毯上的一小針，許許多多的人遭受的痛苦更勝於我。即使當我們感到被徹底擊垮，是什麼讓我們不斷提升？是什麼讓人伸出腳往前踏，或看著黑刺李樹叢的模糊藍色汙痕，想起一個甚至沒有名字的真實？那是什麼？那不是我。不是我讓我自己每天早上都爬上這座山丘，而是一種無法抑制的，必須稱之為生命的東西，生命本身，一股獨立運作於我的大腦、身體和心的力量。我不知道那是什麼。

我將自己托舉而起坐到三角點上，俯瞰這座城市。我知道並走過了這座城市的每一英寸。現在在我之內，是什麼在向前傾，傾向這個世界？有一面祈禱旗綁在我身下的樹枝上，就像我家中的祈禱旗一樣。是什麼讓我敢走下山，回家然後寫作？或者，想要找出為什麼大自然裡的事物很少是藍色的。是什麼觸發了神經突觸，使身體的肌肉發揮作用並持續運作？是什麼仍然堅持著快樂？是什麼在拒絕失敗的呼喊？

四十、治療失眠

將思考淹沒，一切都會過去

治療失眠：

　　找個河、湖、海或其他開放的水域；如果是在室外，也夠冷的話，游泳池也可以。新鮮的空氣是重點；冷也是重點。跳下水就是了，不管身穿什麼衣服。如果地點夠隱密或你夠不在意，不穿也行。下水。跳水或潛水是最好的，不過只要最終的結果是下水，只要頭部可以快速並完全潛入水裡，用任何方法都可以。

　　逆水而游，逆游，逆游。如果有潮浪或水流的話，游進潮浪或水流裡。如此一來，讓水體自己產生作用蓋過你的身體，淹沒一直思考的腦袋，正是這個思考的腦袋被思緒給拖遠了，以至於忘記在世界上有許多事物是沒有想法地存在的。盡可能浸沒在沒有想法的水裡。如果河流是艾芬河、弗洛姆河、威河、塔恩河、洛特河、亞維隆河，花點時間環顧四周這些沒有想法的風景：河岸、草地、柳樹、巨礫、石灰岩峽谷、沙質河灘、花崗岩層露頭、針葉樹林山坡。這就是當下的世界，拒絕所有其他種種。萬一某個想法在其他情況下或其他地方又跑出來了，頭潛下，浸沒它。

順水而游，順游，順游。如果有潮浪或水流的話，隨著潮浪或水流游去。如此一來，讓水體自己產生作用，如同一股向上及向外的力量，正是這個思考的腦袋的向下及向內性質導致悲傷和瘋狂的遞歸與反覆。在英國或法國的河流，威爾特郡的小湖或大西洋中，環顧這廣闊的虛空，注意到空間比空間裡的事物還要多，空間不會對置身在它之內的任何事物做出抵抗或爭論。光也不會對於它應該落在哪裡或不應該落在哪裡之間做出評斷。光落下，空間展開。萬一某個極小或內省的想法又跑出來了，頭潛下，浸沒它。

這個原理適用於湖泊或游泳池，因為當你在蛙泳或爬泳時踢水和划動手臂，感知到手中的水推向後，並意識到水，即使沒有潮浪或水流，還是會抵住你並向後編織。感覺到輕微的阻力。然後，向前划的時候，感知到水急湧過你的手，感覺到輕微的前傾。有這樣一種智慧：我們往往是自己水流和浪潮的因與果，即使在其他止水裡，我們也會創造這種潮浪。

在湖裡感覺水中泥土的鬆軟，在泳地裡感覺漂白水的清爽，在湖裡看著水底下你的手在划水時像幽靈的手那般出現，只有在動作減緩才會蒸發消失，而在游泳池裡，你的手是電光，拖曳出陽光照射下鑽石般的泡沫。對那個思考中的腦袋而言，它沉下錨要定住的，是其實無法被固定住的過去和現在，明白了這點：沒有事情是固定不變的。即使是你的手每天也都不一樣。

這就是治療失眠的方法：**沒有什麼事是恆長不變的**。一切都會過去，這個也是。有一天，當你受夠了它，它會失去立足點並且消逝，你將每晚入睡，不記得自己曾經覺得這是如何不可能。

終章：巨浪的夢

一個巨浪的夢。和母親站在海邊，海浪來了，就在我們不知道它是兩個房子相疊起來那麼高之前，於是我們緊緊抓住對方的手臂，我張開嘴但沒有發出聲音。

海浪像弧線般蓋過我們，它的內部表層變成了金屬面板，因此現在我們實際上處在一個巨大的圓頂房間裡，在水的壓力下吱吱作響，像艘潛水艇一樣。它那巨大的滾筒在我們上方移動。當它經過，我們走到另外一頭，乾燥地，走出戶外。

國家圖書館出版品預行編目（CIP）資料

我睡不著的那一年：獻給無眠者的自癒之書，
與你一起擁抱那份無形的不安／薩曼莎．哈維
（Samantha Harvey）著；李伊婷譯. -- 初版. --
新北市：堡壘文化, 2020.08
　面；　公分. -- (Self-Heal ; 1)
譯自：The shapeless unease: a year of not
　　sleeping
ISBN 978-986-98741-8-2（平裝）

1. 失眠症

415.9983　　　　　109010014

Self-Heal 001

我睡不著的那一年

獻給無眠者的自癒之書，
與你一起擁抱那份無形的不安

The Shapeless Unease: A Year of Not Sleeping

作者　薩曼莎．哈維（Samantha Harvey）
譯者　李伊婷
責任編輯　簡欣彥
封面設計　傅文豪
特約行銷　許凱棣

社長　郭重興
發行人兼出版總監　曾大福
出版　堡壘文化／遠足文化事業股份有限公司
地址　231新北市新店區民權路108-2號9樓
電話　02-22181417
傳真　02-22188057
Email　service@bookrep.com.tw
郵撥帳號　19504465
客服專線　0800-221-029
網址　http://www.bookrep.com.tw
法律顧問　華洋法律事務所　蘇文生律師
印製　呈靖彩藝有限公司
初版1刷　2020年8月
定價　新臺幣380元